Haug

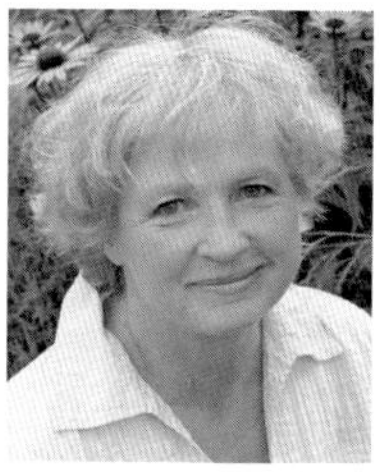

Ursel Bühring

Jahrgang 1950, ist Heilpraktikerin, Krankenschwester, Natur- und Umweltpädagogin und Phytotherapeutin. Seit vielen Jahren ist sie als Dozentin für Pflanzenheilkunde an verschiedenen Institutionen im In- und Ausland tätig.

Ursel Bühring ist als Autorin von Fachbüchern, darunter das *Praxis-Lehrbuch der modernen Heilpflanzenkunde* und Heilpflanzen-Artikeln im In- und Ausland bekannt und wirkt regelmäßig bei Radio- und Fernsehsendungen mit.

1997 gründete sie die **Freiburger Heilpflanzenschule** mit dem Ziel, das traditionelle Wissen über Kräuterheilkunde wieder aufzugreifen und mit den neuesten Erkenntnissen der Phytomedizin zu verbinden. 2002 wurde ihr kompetentes, praxisnahes Unterrichtskonzept durch den FVDH (Freier Verband Deutscher Heilpraktiker) zertifiziert. Neben einjährigen berufsbegleitenden Phytotherapie-Grundausbildungen bietet die Schule auch Aufbaukurse in Phytotherapie sowie Kurzausbildungen in Kinder- und Frauen-Naturheilkunde mit Schwerpunkt Phytotherapie, Kräuterwerkstatt, Aromatherapie und andere weiterführende Seminare und Ausbildungen an.

www.heilpflanzenschule.de

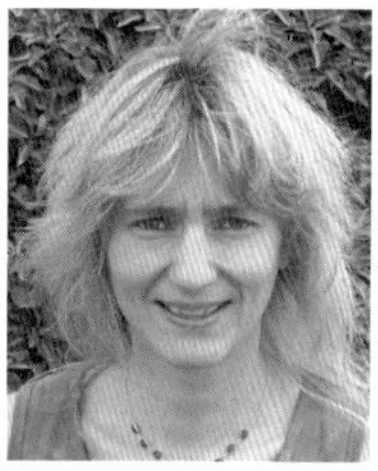

Helga Ell-Beiser

Jahrgang 1968, gehört seit 2000 zum Kernteam der Freiburger Heilpflanzenschule.

Die Verbundenheit zur Natur und insbesondere zu den Heilpflanzen führte sie auf den Weg zur Naturheilkunde. Deshalb wagte sie nach mehrjähriger Tätigkeit im Verwaltungsbereich 1992 eine Neuorientierung. Sie absolvierte eine Ausbildung zur Heilpraktikerin und arbeitet seit 1997 in eigener Praxis. Ihre Arbeitsschwerpunkte sind Phytotherapie, Psychosomatik, Coaching und manuelle Therapieformen (u. a. Fußreflexzonentherapie, sanfte Chirotherapie). Außerdem gibt sie ihr praxisnahes Wissen als Buchautorin und Dozentin weiter.

Die Mutter von zwei Töchtern ist auch privat von Heilpflanzen umgeben, denn ihr Mann Rudi Beiser betreibt am Wohnort eine biologische Kräutermanufaktur.

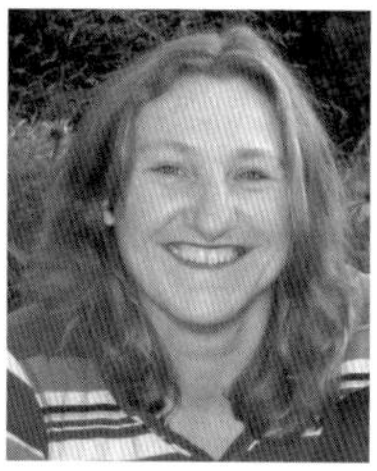

Michaela Girsch

Jahrgang 1965, ist Dozentin an der Freiburger Heilpflanzenschule und seit 19 Jahren als Heilpraktikerin tätig, davon 13 Jahre in eigener Praxis. Seit ihrer Jugend beschäftigt sie sich mit Heilpflanzen und deren Anwendungen. Diese Beschäftigung vertiefte sie in einer dreijährigen Ausbildung an der Fachschule zur Aus- und Weiterbildung der Heilpraktiker in Norddeutschland e.V. (heute Arcana Heilpraktikerschule). Schwerpunkt ihrer Praxistätigkeit ist die Phytotherapie. Zu den weiteren Therapieschwerpunkten zählen Ausleitungsverfahren, Fußreflexzonenmassage, Manuelle Therapien und Ohrakupunktur.

Seit 12 Jahren arbeitet Michaela Girsch auch als Referentin für Phytotherapie in verschiedenen Einrichtungen der Erwachsenenbildung, fast seit Beginn ist sie als Dozentin an der Freiburger Heilpflanzenschule tätig.

Ursel Bühring, Helga Ell-Beiser, Michaela Girsch

Arbeitsheft
Moderne Heilpflanzenkunde

Wirkstoffgruppen, Indikationen, Anwendungen

185 Fragen
27 Abbildungen

Haug Verlag | Stuttgart

Bibliografische Information der Deutschen Nationalbibliothek
Die Deutsche Nationalbibliothek verzeichnet diese Publikation in der Deutschen Nationalbibliografie; detaillierte bibliografische Daten sind im Internet über http://dnb.d-nb.de abrufbar.

Anschrift der Autorinnen:
Freiburger Heilpflanzenschule Ursel Bühring
Zechenweg 6
79111 Freiburg

Oswald-Hesse-Straße 50, 70469 Stuttgart

Unsere Homepage:
www.haug-verlag.de

Printed in Germany

Zeichnungen: Christiane von Solodkoff, Neckargemünd
Umschlaggestaltung: Thieme Verlagsgruppe
Umschlagfotos: Ursel Bühring, Freiburg;
Thieme Verlagsgruppe
Satz: Druckerei Sommer, Feuchtwangen
Satzsystem: Quark XPress 7.5
Druck: Offizin Andersen Nexö Leipzig GmbH, Zwenkau

ISBN 978-3-8304-7371-8 2 3 4 5 6

Vorwort

Wer die Aufgabe hat, zu lehren, beschäftigt sich automatisch mit der Didaktik. Nach Comenius ist Didaktik (griech. didaskein = lehren) eine „Lehrkunst“, und unsere eigene Lehrerfahrung zeigt, dass das erfolgreiche Vermitteln von neuen Inhalten an den Lernenden eine wahre Kunst ist. Entsprechend ausgereift sind die modernen Lehr- und Lernmethoden, die sich zum Großteil an die Erkenntnisse zur Neurobiologie des Lernens anlehnen.

Im Laufe der Jahre haben wir diese Erkenntnisse mehr und mehr in die Gestaltung der Lehrveranstaltungen an der Freiburger Heilpflanzenschule einfließen lassen. So ist ein wesentlicher Bestandteil unseres Unterrichts die „mehrkanalige, multisensorische Vermittlung“, d. h. das Lernen mit allen Sinnen.

Ein Beispiel soll dieses Vorgehen verdeutlichen: Unterrichtsthema ist die Wirkstoffgruppe der Gerbstoffe. Hierfür wird ein kräftiger, lang gezogener Schwarztee bereitet, von dem die Teilnehmer einen Schluck in den Mund nehmen und eine Minute lang im Mund belassen. Gleichzeitig wird drei Minuten lang ein Finger in eine Tasse mit Schwarztee getunkt. Die Teilnehmer sollen nun spüren, wie es sich im Mund und am Finger anfühlt. Was hat sich verändert? Die Gerbstoffwirkung ist rasch zu spüren und zu schmecken: Haut und Schleimhaut fühlen sich rau und trocken an, sie ziehen sich zusammen und hinterlassen eine glatte Oberfläche, bei sensibler Haut ein leichtes Taubheitsgefühl. Am eigenen Leib konnte durch diesen Versuch die zusammenziehende, leicht schmerzlindernde Wirkung der Gerbstoffe erfahren werden. Gemeinsam wird nun überlegt, bei welcher Art von Beschwerden diese Eigenschaften von Nutzen sein könnte (Durchfälle, Juckreiz). Weiter geht es mit der Theorie zum Thema, anschließend werden die „Gerbstoffpflanzen“ in der Natur angeschaut und am Ende ein Wiederholungsspiel in Gruppen zum Thema durchgeführt. Hier wurden alle Sinne angesprochen. Das Gehirn versteht und lernt umso besser, je mehr Verbindungen es zu einem Thema herstellen kann.

Sicherlich ist dieses Vorgehen nur bedingt auf die Arbeit mit einem Arbeitsheft zu übertragen, da wir mit diesem nicht alle Ihre Sinne ansprechen können, aber der Faktor Spaß, der über die Theorie zur Didaktik gerne vergessen wird, kann auch hier seinen Platz finden. Verabschieden wir uns von dem Bild des Mönches in Klausur. Wenn Lernen mit Erfolg verknüpft ist und dadurch Freude bereitet, fällt es den meisten Menschen erstaunlich leicht. Dem wollen wir in diesem Arbeitsheft Rechnung tragen und haben die Zusammenstellung und Auswahl der Fragen, Rätsel und Übungen entsprechend ausgestaltet. Das Arbeitsheft ist eine Ergänzung zum *Praxis-Lehrbuch der modernen Heilpflanzenkunde*, das auf den Unterrichtsskripten unserer Lehrpraxis basiert. Prinzipiell können Sie das Arbeitsheft auch ohne das Lehrbuch verwenden.

Unsere Intention ist es, Ihnen mit diesem Buch einen Weg aufzuzeigen, wie Sie Ihr Fachwissen festigen, überprüfen und weiter vertiefen können. Wenn Sie sich darüber hinaus für Heilpflanzen begeistern lassen und diese Begeisterung mit anderen teilen, ist die Freude ganz auf unserer Seite – dafür im Voraus vielen Dank!

Wir wünschen Ihnen nun viel Freude beim Lernen und nicht zuletzt einen zufriedenstellenden Lernerfolg.

Freiburg, im März 2010

Ursel Bühring, Helga Ell-Beiser, Michaela Girsch

Zur Arbeit mit dem Buch

Das vorliegende Arbeitsheft ist eine Ergänzung zum *Praxis-Lehrbuch der modernen Heilpflanzenkunde* von Ursel Bühring. Es ist aus praktischer Unterrichtserfahrung entstanden und beruht auf der Erkenntnis der didaktischen Forschung und Praxis, dass das Lernen mit allen Sinnen am effektivsten ist. Daher finden Sie in diesem Arbeitsheft eine Mischung aus Fragen zur Theorie, Kreuzworträtseln und kniffligen Aufgaben. Darüber hinaus werden Sie zu Zeichnungen und zur vertieften Auseinandersetzung mit den behandelten Heilpflanzen angeregt.

Die Reihenfolge der Kapitel folgt dem Aufbau des Praxis-Lehrbuchs. Sie entscheiden dabei selber, ob Sie das Arbeitsheft von vorne nach hinten durcharbeiten wollen oder sich nach und nach mit einzelnen Fachgebieten vertraut machen möchten, da jedes Kapitel in sich abgeschlossen ist.

Im Anschluss an die erlernten Kapitel aus dem Lehrbuch haben Sie mit dem Arbeitsheft die Möglichkeit, Ihr Wissen über die wichtigsten Grundlagen zum passenden Kapitel zu überprüfen. Alle Antworten auf die Fragen bzw. Lösungen der Aufgaben finden sich sowohl im Praxis-Lehrbuch als auch – zur Absicherung Ihres Lernerfolgs – in Kurzform im zweiten Teil des Arbeitshefts.

Dieses Arbeitsheft soll Ihnen Freude am Lernen vermitteln und Ihnen die Unterscheidung zwischen „wichtigen“ und „weniger wichtigen“ Informationen erleichtern.

Inhaltsverzeichnis

Fragen

Antworten

Anhang

Fragen

1 Darmerkrankungen

1.1 Blähungen

1.1.1 Geben Sie die drei klassischen Karminativa in der Reihenfolge ihrer Wirkstärke an.

1. ____________________
2. ____________________
3. ____________________

1.1.2 Bei welchen Erkrankungen würden Sie Karminativa einsetzen?

____

____

1.1.3 Was ist speziell bei deren Teezubereitung zu beachten?

____

____

1.1.4 Füllen Sie die Textlücken aus.

Die häufigste Art der Teezubereitung ist ein __________.
Zubereitung: Ein gestrichener TL getrocknetes Kraut mit __________ kochendem Wasser übergießen und __________ ziehen lassen. Diese Art der Teezubereitung eignet sich für __________ Pflanzenteile wie z. B. __________, __________ oder fein zerkleinerte __________. Pflanzen mit gut wasserlöslichen Wirkstoffen wie __________, Saponine, Bitterstoffe oder Alkaloide werden mit __________ Wasser aufgegossen und ziehen bei __________ Deckel, damit die Wirkstoffe nicht mit dem Wasserdampf verloren gehen. Tees mit Flavonoiddrogen __________ ziehen lassen.

1.1.5 Kurzsteckbrief des Fenchels – Füllen Sie die leeren Zeilen der Tabelle aus.

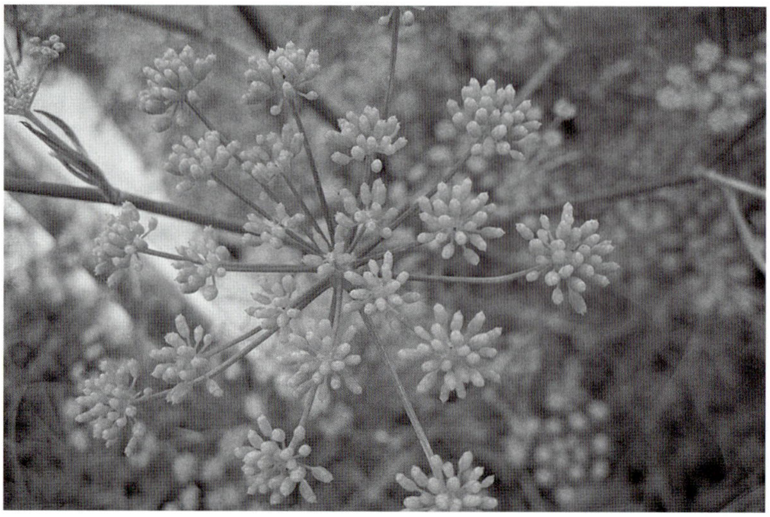

Abb. 1.1 Fenchel.

botanischer Name	
Pflanzenfamilie	
arzneilich verwendeter Pflanzenteil	
Hauptinhaltsstoffe	
Heilwirkung	
Nebenwirkungen	
Kontraindikationen	
Indikationsgebiete	
Darreichungsformen	

1.2 Durchfall

1.2.1 Welche Pflanzen eignen sich zur Behandlung von Diarrhöen? Ordnen Sie diese direkt ihren Wirkstoffgruppen zu. In Klammern ist die geforderte Anzahl der Pflanzen angegeben.

Gerbstoffdrogen	*(5)*
Quellstoffe	*(2)*
Adsorbenzien	*(1)*
Antiphlogistika	*(1)*
peristaltikhemmende Drogen	*(1)*
Pektine	*(1)*

1.2.2 Wirkmechanismus von Gerbstoffen im Verdauungstrakt – Füllen Sie die Textlücken aus.

- Gerbstoffe wirken ______ (lat. ______) durch die Ausfällung von ______ .
- Dadurch ______ und verdichtet sich die obere Schicht der Schleimhaut.
- Die Schleimhaut wird so vor dem Eindringen von ______ und Pilzen geschützt. Des Weiteren wird die ______ selbst geschädigt, da sie einen ungünstigen Nährboden vorfindet.
- Es kommt zu einer ______ (lat. ______) des Flüssigkeitsaustritts in den Darm.
- Die entzündeten oder verletzten Bereiche werden bedingt durch die Adstriktion mit einer ______ (lat. ______) belegt.

- Außerdem bewirkt die Schrumpfung der Schleimhäute eine Mangeldurchblutung, die die Hautnerven in ihrer Funktion beeinträchtigt. Es kommt somit zur ____________ (lat. ____________) und zur ____________.
- Bedingt durch die Adstriktion ziehen sich die feinen Blutgefäße zusammen. Es tritt eine ____________ ein.

1.2.3 Kurzsteckbrief der Blutwurz – Füllen Sie die leeren Zellen der Tabelle aus.

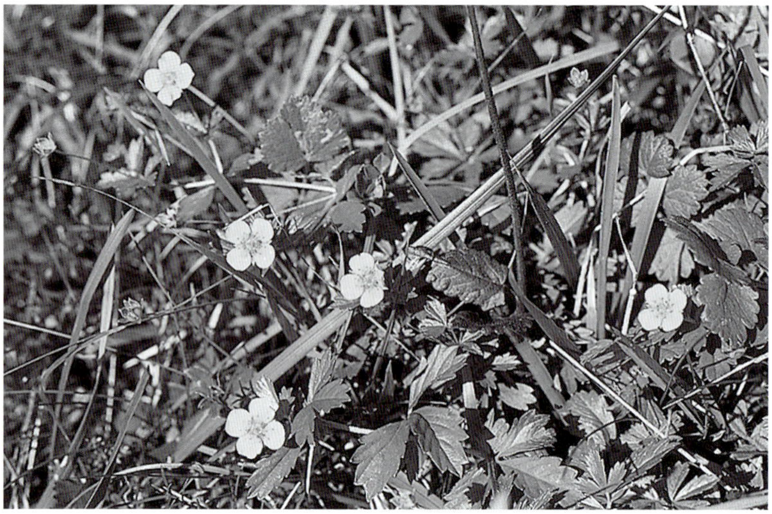

Abb. 1.2 Blutwurz.

botanischer Name	
Pflanzenfamilie	
arzneilich verwendeter Pflanzenteil	
Hauptinhaltsstoffe	
Heilwirkung	
Nebenwirkungen	
Kontraindikationen	
Indikationsgebiete	
Darreichungsformen	
Anwendungsdauer	

1.2.4 Tragen Sie die entsprechend zugehörigen Zahlen in die Tabelle ein.

Name	lateinischer Name	Geschichte/Mythologie/ Volksnamen/ Besonderheiten	Wirkung
Apfel			
Brombeere			
Eichenrinde			
Frauenmantel			
Gänsefingerkraut			
Johanniskraut			
Kaffeekohle			
Teestrauch			
Uzarawurzel			

Lateinischer Name

1. Alchemilla xanthochlora
2. Camellia sinensis
3. Carbo coffeae
4. Hypericum perforatum
5. Malus sylvestris var. domestica
6. Potentilla anserina
7. Quercus robur
8. Rubus fruticosum
9. Xysmalobium undulatum

Geschichte/Mythologie/Volksnamen/Besonderheiten

1. Alchemisten versuchten, aus den schillernden Tropfen den Stein der Weisen herzustellen.
2. Das Wissen über die Heilkraft geht zurück auf die Hottentotten.
3. Die Blätter sehen aus wie „perforiert“.
4. Die fermentierten Blätter ergeben einen köstlichen Haustee.
5. Galt seit Urzeiten als Sinnbild des Vollkommenen.
6. Gehört zur Familie der Rötegewächse.
7. Teetrinkern bekannt als anregendes Genussmittel.
8. Hierbei handelt es sich um einen uralten Kultbaum aus der Familie der Buchengewächse.
9. Wächst gerne dort, wo Gänse den Boden festtreten.

Wirkung

1. durchfall- und peristaltikhemmend, krampflösend, brechreizlindernd, digitalisähnliche Wirkungen
2. durchfallhemmend bei einer Ziehdauer von 10 min, sonst anregend
3. durchfallhemmend, wundheilungsfördernd, stimmungsaufhellend

4. entzündungshemmend, leicht krampflindernd, zusammenziehend, bei dysmenorrhoischen Beschwerden
5. mild zusammenziehend, stopfend; entzündungshemmend auf Haut und Schleimhaut
6. schleimhautschützend, adsorbiert Gifte und Krankheitskeime, hemmt eine abnorme Darmflora
7. stark adsorbierend, zusammenziehend, sekretionsmindernd, entzündungs- und durchfallhemmend
8. starke Gerbstoffdroge; äußerlich auch gegen Herpesviren wirksam
9. zusammenziehend, leicht stopfend, entzündungshemmend; das „Krampfkraut“ bei Menstruationsbeschwerden

1.3 Verstopfung

1.3.1 Bei Obstipation werden verschiedene Heilpflanzen eingesetzt – Ordnen Sie die entsprechenden Pflanzendrogen durch Pfeile zu.

Aloe-Extrakt		dünndarmwirksames fettes Öl
Faulbaumrinde		
Feigen		Füll- und Quellstoffdrogen
Flohsamen		
Leinsamen		Anthranoiddrogen
Pflaumen		
Rhabarberwurzel		osmotisch wirksame Laxanzien
Rizinusöl		
Sennesblätter und -früchte		

1.3.2 Füllen Sie die Textlücken aus.

Mittel der ersten Wahl bei Obstipation sind die ____ - und ____ drogen. Sie müssen mit ausreichend ____ (1:10) eingenommen werden und haben kaum ____ . Der Erfolg setzt jedoch nicht sofort ein, sondern erst nach ca. ____ . Die stärker wirkenden ____ drogen gelten als Laxanzien im eigentlichen Sinne, da ihre Wirkung ____ und nicht physikalisch bedingt ist. Die Wirkung tritt bereits nach ca. ____ ein, weshalb sie bei der Selbstmedikation an erster Stelle stehen. Aufgrund ihrer Nebenwirkungen sollten sie nicht länger als ____ verordnet werden.

1.3.3 Wann dürfen keine Anthranoiddrogen eingesetzt werden? Kreuzen Sie die richtigen Antworten an.

akute Obstipation	
Darmreinigung vor diagnostischen Untersuchungen	
Dickdarmkrebs	
entzündlichen Darmerkrankungen	
Hypertonie	
Schwangerschaft	

1.3.4 Kurzsteckbrief des Leins – Füllen Sie die leeren Zellen der Tabelle aus.

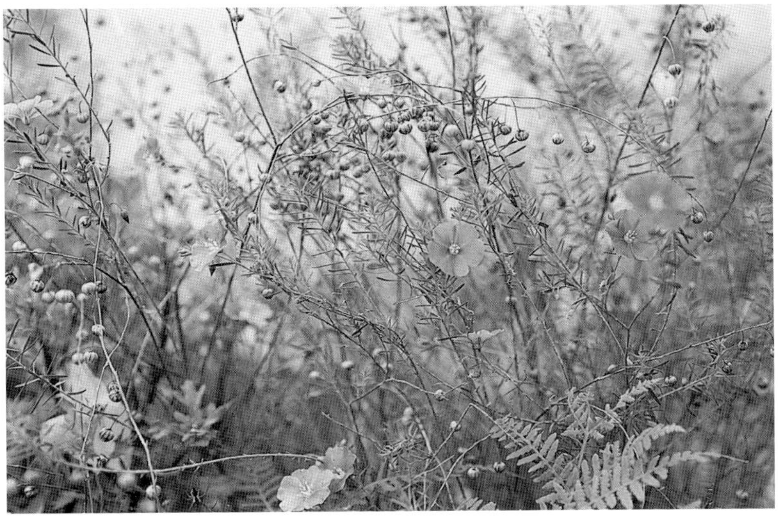

Abb. 1.3 Lein.

botanischer Name	
Pflanzenfamilie	
arzneilich verwendeter Pflanzenteil	
Hauptinhaltsstoffe	
Heilwirkung	
Nebenwirkungen	
Kontraindikationen	
Dosierung	
Indikationsgebiete	
Darreichungsformen	

1.3.5 Kreuzworträtsel – Wie lautet das Lösungswort?

1. Welche Pflanze hat sich bei Brechdurchfall besonders bewährt?
2. Antagonisten von Gerbstoffen
3. lateinische Bezeichnung für Kaltwasserauszug
4. Welche Wegerichart kommt bei Durchfall und Verstopfung zum Einsatz?
5. milchbildungsförderndes Karminativum
6. Rosengewächs mit vier Blütenblättern
7. Welche Beere ist rot und doch nicht reif?
8. klassische Pflanze zur Behandlung von Härmorrhoiden
9. Mit welcher „Pflanze“ begann vor 200 Jahren die chemische Untersuchung der Gerbstoffe?

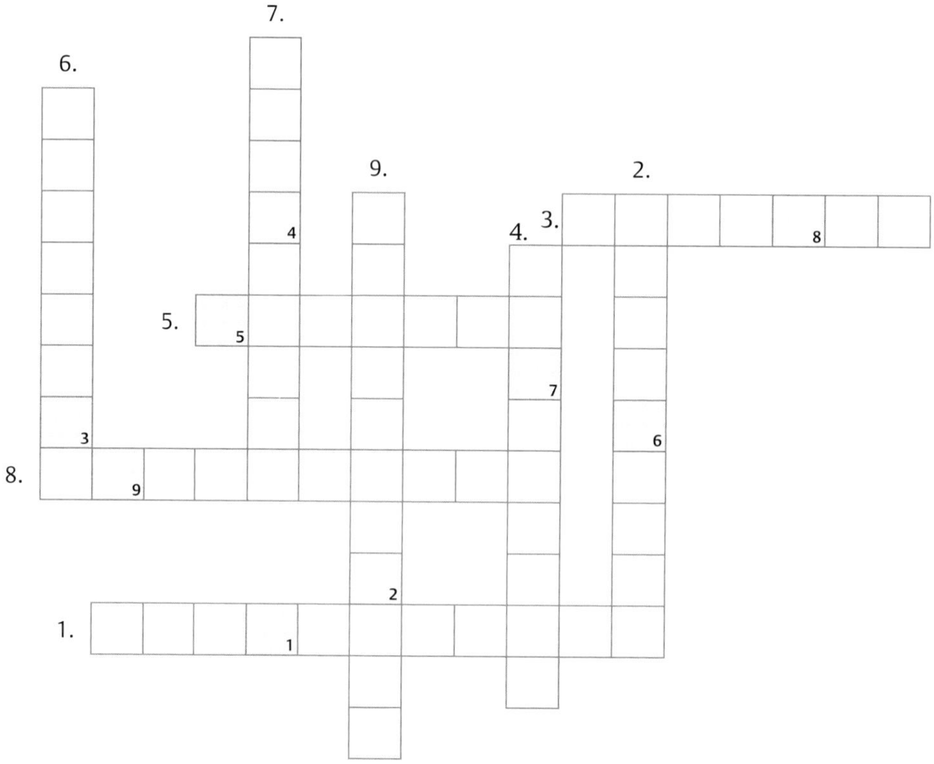

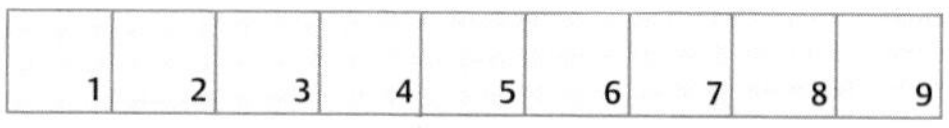

2 Magenerkrankungen

2.1 Akute Magenerkrankungen

2.1.1 Welche beiden Heilpflanzen haben sich bestens bewährt bei der Reisekrankheit? Nennen Sie je zwei Zubereitungsarten.

Heilpflanze	Zubereitungsarten

2.1.2 Tauchen Sie in die Geschichte der Pfefferminze ein. Wie kam sie zu ihrem Namen?

2.1.3 Nennen Sie die Heilpflanzen, die bei akuten Magenerkrankungen zum Einsatz kommen, einschließlich des verwendeten Pflanzenteils.

2.1.4 Kurzsteckbrief der Kamille – Füllen Sie die leeren Zellen der Tabelle aus.

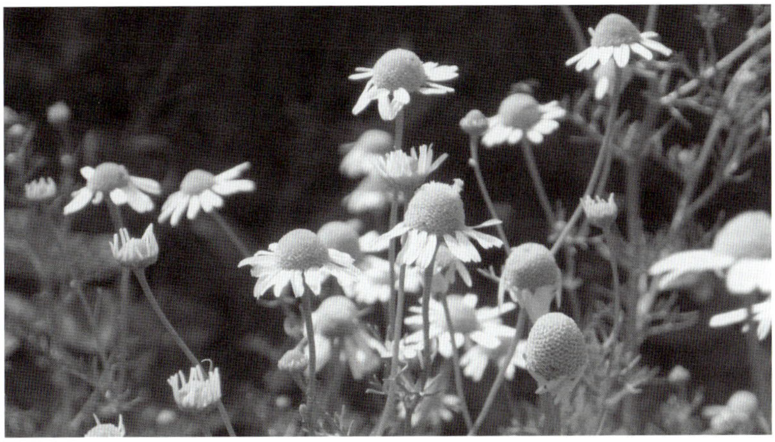

Abb. 2.1 Kamille.

botanischer Name	
Pflanzenfamilie	
arzneilich verwendeter Pflanzenteil	
Hauptinhaltsstoffe	

Heilwirkung	
Nebenwirkungen	
Kontraindikationen	
Indikationsgebiete	
Darreichungsformen	

2.1.5 Kurzsteckbrief der Pfefferminze – Füllen Sie die leeren Zellen der Tabelle aus.

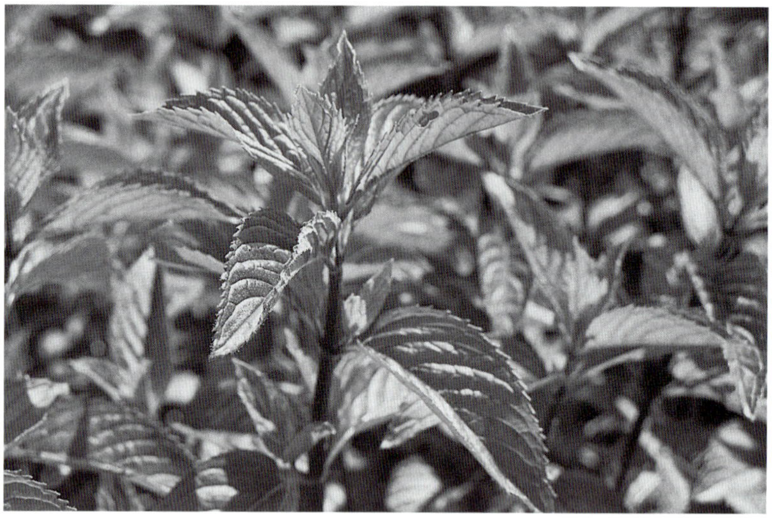

Abb. 2.2
Pfefferminze.

botanischer Name	
Pflanzenfamilie	
arzneilich verwendeter Pflanzenteil	
Hauptinhaltsstoffe	
Heilwirkung	
Nebenwirkungen	
Kontraindikationen	
Indikationsgebiete	
Darreichungsformen	

2.2 Verdauungsstörungen – funktionelle Dyspepsie

2.2.1 Füllen Sie die den Lückentext aus.

Es gibt verschiedene Bittermittel:

- solche, bei denen die allgemein ______ Bitterwirkung im Vordergrund steht: Amara tonica, pura oder simplex genannt,
- solche mit ______: Amara aromatica,
- mit ______: Amara acria und
- mit ______: Amara mucilaginosa.

2.2.2 Vervollständigen Sie die Tabellen mit den entsprechend dazugehörigen Pflanzen.

Amara tonica	Amara aromatica	Amara acria	Amara mucilaginosa

2.3 Sodbrennen, chronische Gastritis, Magen- und Zwölffingerdarmgeschwür

2.3.1 Welche der folgenden Aussagen sind richtig, welche falsch? Kreuzen Sie an.

	richtig	falsch
Die Selbstmedikation nimmt bei Verdauungsbeschwerden einen großen Stellenwert ein.		
Arzneiteemischungen für den Magen sollten heiß getrunken werden.		
Heilpflanzen bei chronischen Erkrankungen müssen über eine längere Zeitspanne hinweg angewendet werden, um ihre volle Heilkraft zu entfalten.		

2.3.2 Vervollständigen Sie die Tabelle mit den wichtigsten Heilpflanzen, welche bei Sodbrennen, chronischer Gastritis, Magen- und Zwölffingerdarmgeschwür zum Einsatz kommen.

Mucilaginosa	ulkusprotektive Pflanzen	Antiphlogistika	Spasmolytika	Sedativa	Antiemetika

2.4 Bitterstoffe

2.4.1 Kreuzworträtsel zur Geschichte der Bitterstoffe – Gesucht wird ein altes „Allheilmittel".

1. Wirkstoff in vielen alten Lebenselixieren
2. tierischer Bestandteil der Wundermedizin in der Antike
3. „Was bitter dem Mund, ist dem Magen ..."
4. breiförmige Arzneizubereitung
5. Welcher König der Antike hatte große Angst vor Vergiftungen?
6. „Erfinder" der Schwedenbitter
7. berühmter Arzt des Altertums

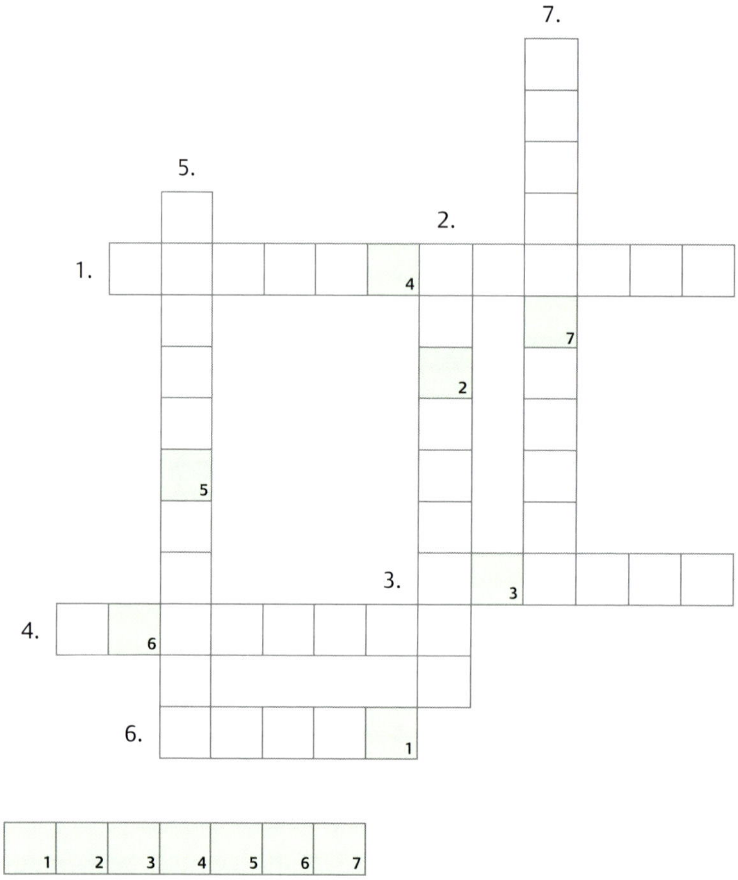

2.4.2 Bitterwert – Füllen Sie die Textlücken aus.

Ein Bitterwert von 1000 bedeutet, dass ein Extrakt von ______ Droge in ______ Wasser gerade noch bitter schmeckt.

2.4.3 Bei welchen Erkrankungen sind Bitterstoffe kontraindiziert?

______

______

______

2.4.4 Wie wirken Bitterstoffe? Kreuzen Sie die richtigen Aussagen an.

appetitanregend	
auswurffördernd	
blutbildungsunterstützend	
blutstillend	
cholagog	
energiesteigernd	
entzündungshemmend	
fiebersenkend	
gastrinfreisetzend	
herzstärkend	
karminativ	
keimhemmend	
lokalanästhesierend	
pankreassekretionsfördernd	
peristaltikanregend	
resorptionsfördernd	
schleimhautschützend	
sekretionsfördernd	
stopfend	
tonisierend	
zusammenziehend, austrocknend	

2.4.5 Füllen Sie die Textlücken aus.

Bei Appetitlosigkeit erfolgt die Einnahme von Bitterstoffen ca. 30 min ______ dem Essen, bei Verdauungsstörungen 30 min ______ dem Essen. Die Bitterwirkung beginnt im ______, also nicht süßen, außer mit z. B. ______. Das macht das Bittere angenehm, verändert aber die Wirkung nicht.

Bitterstoffe wirken dosisabhängig, die individuelle Dosis ist sehr unterschiedlich und kann nur selbst bestimmt werden:

- Wenig Bitterstoffe wirken ______ appetitanregend bei Patienten mit Appetitlosigkeit und verminderter Magensaftsekretion.
- Eine höhere Dosis Bitterstoffe hat im Vergleich eine ______ Wirkung.
- Eine hohe Dosis Bitterstoffe zeigt ______ Wirkung.
- Eine Überdosis Bitterstoffe bewirkt eine ______ der Verdauungstätigkeit.

Bittermischungen sollten immer wieder geändert werden, weil nach ______ eine Gewöhnung an die Droge einsetzt und damit die Wirkung nachlässt.

3 Leber – Galle – Pankreas

3.1 Erkrankungen der Leber

3.1.1 Welche sog. Leberpflanzen kennen Sie?

3.1.2 Bei welchen Erkrankungen würden Sie Leberpflanzen einsetzen?

3.1.3 Welche äußerliche Anwendung zur Unterstützung der Lebertätigkeit kennen Sie? Erläutern Sie ihre Durchführung.

3.1.4 Welcher pflanzliche Wirkstoff wird als Antidot bei der Knollenblätterpilzvergiftung eingesetzt? Aus welcher Pflanze stammt der Wirkstoff?

3.1.5 Kurzsteckbrief der Mariendistel – Füllen Sie die leeren Zellen der Tabelle aus.

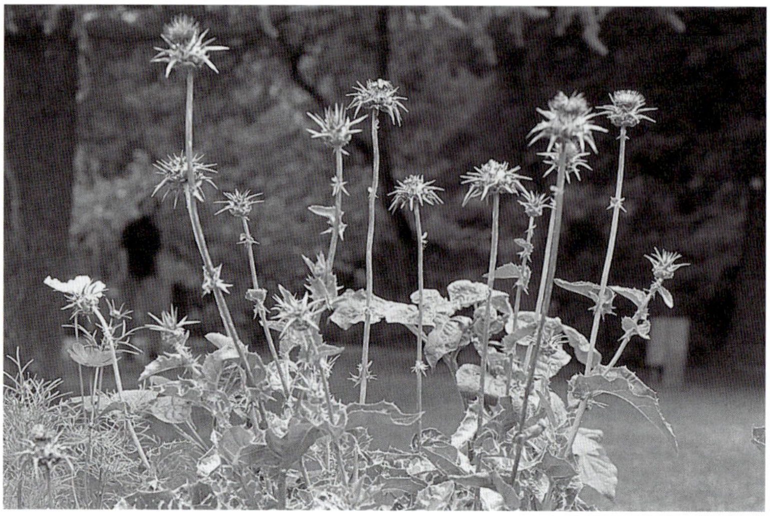

Abb. 3.1
Mariendistel.

botanischer Name	
Pflanzenfamilie	
arzneilich verwendeter Pflanzenteil	
Hauptinhaltsstoffe	
Heilwirkung	
Nebenwirkungen	
Kontraindikationen	
Indikationsgebiete	
Darreichungsformen	

3.2 Erkrankungen der Gallenblase und Gallenwege

3.2.1 Welche Pflanzen regen den Gallenfluss an, d. h. wirken cholagog?

3.2.2 Welche Inhaltsstoffe in Heilpflanzen führen die cholagoge Wirkung herbei? Kreuzen Sie die richtigen Antworten an.

Schleimstoffe	
Bitterstoffe	
Gerbstoffe	
ätherische Öle	
Scharfstoffe	
Pektine	
Alkaloide	
Flavonoide	

3.2.3 Je nach vorherrschender Symptomatik stellt man einen Gallentee sehr individuell zusammen. Welche Pflanzen würden Sie zusätzlich zu den Cholagoga verordnen, wenn der Patient nervös, leicht erregbar und gestresst ist?

3.3 Erkrankungen der Bauchspeicheldrüse

3.3.1 Welche Heilpflanzen verwenden Sie zur Anregung der Pankreassaftsekretion?

____

____

3.3.2 Wie heißt die Heilpflanze, die traditionell als „große Pankreaspflanze" gilt, zur Familie der Johanniskrautgewächse gehört und in Madagaskar heimisch ist?

____

3.3.3 Zur Unterstützung der Eiweißverdauung bei mangelnder Enzymbildung der exokrinen Pankreasdrüsen werden Enzyme aus folgenden Obstarten eingesetzt:

____

____

3.4 Flavonoide

3.4.1 Nennen Sie fünf Flavonoiddrogen.

____

____

____

____

____

3.4.2 Wie wirken Flavonoide? Kreuzen Sie die richtigen Aussagen an.

antioxidativ	
auswurffördernd	
durchblutungsfördernd	
entzündungshemmend	
herzstärkend	
leberzellschützend	
lokalanästhesierend	
schleimhautschützend	
schweißhemmend	
schweißtreibend	
stimmungsaufhellend	

3.4.3 Was ist bei der Teezubereitung von Flavonoiddrogen zu beachten?

____

____

4 Atemwegserkrankungen

4.1 Erkältungskrankheiten, grippaler Infekt

4.1.1 Welche Heilpflanzen (einschließlich der Benennung des verwendeten Pflanzenteils) werden bei den ersten Anzeichen einer Erkältung eingesetzt?

4.1.2 Kurzsteckbrief des Holunders – Füllen Sie die leeren Zellen der Tabelle aus.

botanischer Name	
Pflanzenfamilie	
arzneilich verwendeter Pflanzenteil	
Hauptinhaltsstoffe	
Heilwirkung	
Nebenwirkungen	
Kontraindikationen	
Indikationsgebiete	
Darreichungsformen	

4.2 Resistenzsteigerung bei Infektanfälligkeit

4.2.1 Welche Heilpflanzen werden zur Resistenzsteigerung eingesetzt?
Nennen Sie auch den botanischen Namen und den als Droge verwendeten Pflanzenteil.

4.2.2 Kurzsteckbrief des Roten Sonnenhuts – Füllen Sie die leeren Zellen der Tabelle aus.

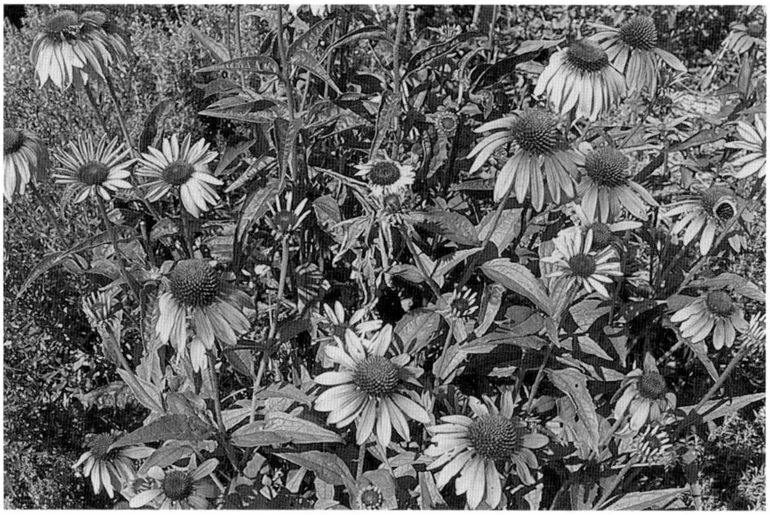

Abb. 4.1
Roter Sonnenhut.

botanischer Name	
Pflanzenfamilie	
arzneilich verwendeter Pflanzenteil	
Hauptinhaltsstoffe	
Heilwirkung	
Nebenwirkungen	
Kontraindikationen	
Indikationsgebiete	

Darreichungsformen	
Anwendungsdauer	

4.3 Pflanzliche „Antibiotika", Phytobiotika

4.3.1 Füllen Sie die Textlücken aus. Vorteile pflanzlicher „Antibiotika":

- Sie wirken häufig gleichzeitig gegen und .
- Sie wirken im Gegensatz zu synthetischen Antibiotika auch .
- Sie verfügen folglich über äußerst komplexe Wirkmechanismen, die eine nahezu unmöglich erscheinen lassen.

4.4 Bronchitis und Husten

4.4.1 Füllen Sie die Textlücken aus.

Grundsätzlich wird bei der Therapie des Hustens unterschieden zwischen:

- Heilpflanzen bei verschleimtem, Husten.
  Hier braucht es Expektoranzien mit den Wirkstoffen und .
- Heilpflanzen bei trockenem, unproduktivem Husten, dem sog. .
  Hier braucht es Hustenreizlinderung durch .

4.5 Reizhusten, trockener, unproduktiver Husten – Hustenreizlinderung durch Schleimdrogen

4.5.1 Welche der folgenden Aussagen sind richtig, welche falsch? Kreuzen Sie an.

	richtig	falsch
Schleimdrogen werden als Tee unbedingt in großen Schlucken eingenommen.		
Schleimpflanzen können bedenkenlos mit anderen Arzneimitteln eingenommen werden.		
Hustentees sollten mit Honig gesüßt getrunken werden. Die Geschmacksknospen im Mund, die für „süß" zuständig sind, reizen die parasympathisch sensiblen Nerven und steigern dadurch die Bronchialsekretion.		

4.5.2 Tragen Sie die entsprechend zugehörigen Zahlen in die Tabelle ein.

Name	lateinischer Name	Geschichte/Mythologie/ Volksnamen	Wirkung
Eibisch			
Huflattich			
Isländisches Moos			
Königskerze			
Linde			
Malve			
Spitzwegerich			

lateinischer Name

1. Althaea officinalis
2. Cetraria islandica
3. Malva neglecta/-sylvestris
4. Plantago lanceolata
5. Tilia cordata/-platyphyllos
6. Tussilago farfara
7. Verbascum densiflorum/-phlomoides

Geschichte/Mythologie/Volksnamen

1. Bereits die Priesterinnen des Apollon sollen sich diese Salbe auf die Fußsohlen gestrichen haben, bevor sie zu Ehren des Gottes über glühende Kohlen liefen.
2. Den stattlichen Fruchtstand tauchte man im Mittelalter in Pech oder Wachs und verwendete ihn als gut brennende Fackel.
3. der „fürstliche Wegbegleiter“
4. Der lateinische Name der Pflanze bedeutet soviel wie: „Ich vertreibe den Husten.“
5. Diese Pflanze ist eine über die ganze Welt verbreitete schleimhaltige Flechte.
6. Ihrer großen Heilkraft wegen nannte man sie im Mittelalter „Omnimorbia“, die Heilpflanze für alle Krankheiten.
7. Schon in alten Zeiten versammelte sich unter ihren schleimhaltigen Blättern das Volk zu Tanz und Spiel, um Feste zu feiern und Geschichten zu erzählen.

Wirkung

1. Aufgrund ihres hohen Schleimgehalts (Blüten 10 %/Blätter 8 %) wirkt sie reizlindernd bei Schleimhautentzündungen.
2. Der hohe Salpetergehalt senkt die Krampfbereitschaft der Bronchien und löst den zähen Hustenschleim.
3. Die Schleime ergänzen sich im Hustentee hervorragend mit der auswurffördernden und sekretlösenden Wirkung der Saponine.
4. Die Wurzelstückchen galten früher als die ältesten Hustenbonbons gegen Reizhusten.
5. Durch die qualitative und quantitative Wirkstoffkombination aus Schleimstoffen, Gerbstoffen, Kieselsäure, Zink und Aucubin gehört die Pflanze zu den besten Hustenmitteln.

6. In den letzten Jahren wiesen Forscher In-vitro-Aktivitäten gegen Helicobacter pylori und Staphylococcus aureus nach.
7. Seine schweißtreibende Eigenschaft macht ihn zu einem probaten Mittel bei Erkältungskrankheiten.

4.5.3 Kurzsteckbrief des Spitzwegerichs – Füllen Sie die leeren Zellen der Tabelle aus.

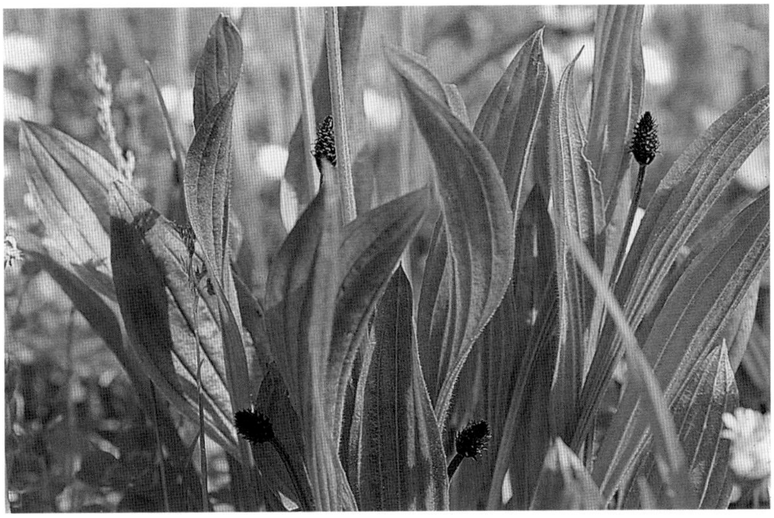

Abb. 4.2
Spitzwegerich.

botanischer Name	
Pflanzenfamilie	
arzneilich verwendeter Pflanzenteil	
Hauptinhaltsstoffe	
Heilwirkung	
Nebenwirkungen	
Kontraindikationen	
Indikationsgebiete	
Darreichungsformen	

4.6 Produktiver Husten

4.6.1 Kurzsteckbrief des Efeus – Füllen Sie die leeren Zellen der Tabelle aus.

botanischer Name	
Pflanzenfamilie	
arzneilich verwendeter Pflanzenteil	
Hauptinhaltsstoffe	
Heilwirkung	
Nebenwirkungen	
Kontraindikationen	
Indikationsgebiete	
Darreichungsformen	

4.6.2 Kurzsteckbrief des Thymians – Füllen Sie die leeren Zellen der Tabelle aus.

botanischer Name	
Pflanzenfamilie	
arzneilich verwendeter Pflanzenteil	
Hauptinhaltsstoffe	
Heilwirkung	
Nebenwirkungen	
Kontraindikationen	
Indikationsgebiete	
Darreichungsformen	

4.6.3 Wie wirken Pflanzen mit ätherischen Ölen auf die Atemwege?

4.6.4 Kreuzworträtsel – Das Lösungswort ergibt eine hustenwirksame Wirkstoffgruppe.

1. Welches Doldengewächs wirkt sowohl karminativ als auch stark expektorierend?
2. Die Pflanze bekam ihren Namen zu Pestzeiten, als sie einem frommen Mann zur Rettung in höchster Not gezeigt wurde.
3. Welches Myrtengewächs hält sich die Konkurrenz mit Ausdünstung und hohem Wasserverbrauch vom Leibe?
4. Welches Expektorans ist in der Kinderheilkunde aufgrund seines süßlichen, milden Geschmacks sehr beliebt?
5. Welches Expektorans kommt bei leichten Muskel- und Nervenschmerzen zur äußerlichen Anwendung?
6. Welche Pflanze empfahl schon Matthiolus im Mittelalter Schwindsüchtigen und denen, die „so Eyter auf der Brust haben“?
7. der wilde Thymian
8. das Antibiotikum der armen Leute
9. lateinischer Name des Fenchels

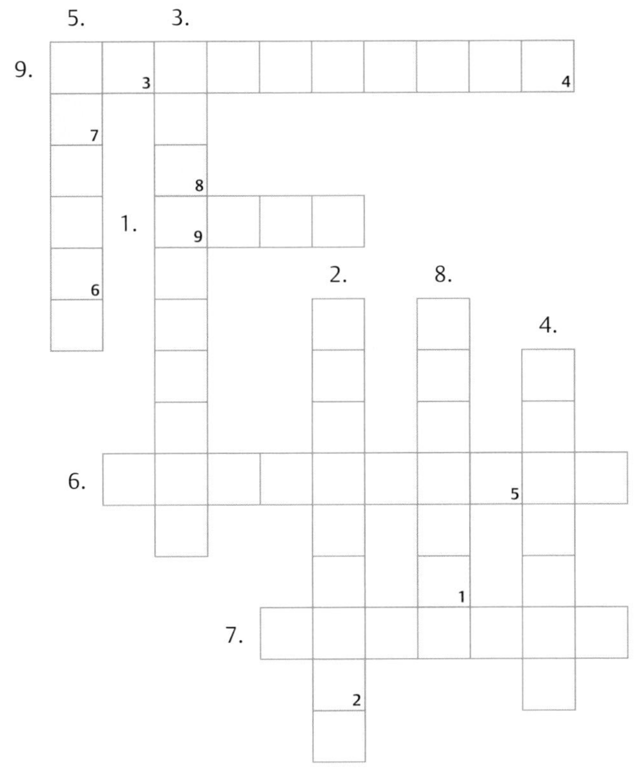

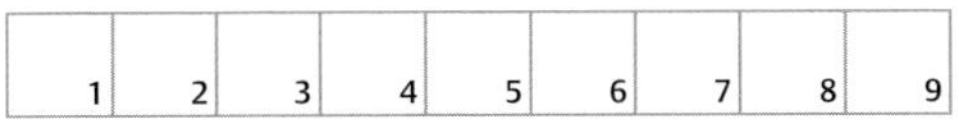

4.7 Krampfartiger Husten

4.7.1 Füllen Sie den Lückentext aus.

Bei spastischer Bronchitis, Keuchhusten, Krupphusten und begleitend auch bei Asthma werden in der Phytotherapie ___ eingesetzt.

4.7.2 Kieselsäurehaltige Pflanzen zur Lungenstärkung. Füllen Sie die Textlücken aus.

Kieselsäure ist sehr ___ löslich, weshalb man bei Teedrogen vom Gehalt der „dekoktlöslichen" Kieselsäure spricht, also von dem Anteil, der überhaupt im ___ extrahierbar ist. Für die optimale Extraktion der Kieselsäure ist die richtige Zubereitung entscheidend. In der Regel wird als beste Auszugsmöglichkeit die ___ empfohlen, häufig auch ein ___ über 10–12 Stunden oder eine Kombination aus beidem: ___.

Zu den kieselsäurehaltigen Pflanzen gehören:

1. ___
2. ___
3. ___

4.8 Saponine

4.8.1 Tauchen Sie ein in die Geschichte der Saponine. Wie kamen sie zur ihrem Namen?

___

___

___

___

4.8.2 Vervollständigen Sie die Tabelle mit den wichtigsten saponinhaltigen Heilpflanzen, welche bei den jeweiligen Indikationen zum Einsatz kommen.

Indikation	Heilpflanzen
chronische venöse Insuffizienz	
Durchspülungstherapie bei Harnwegsinfekten	
Erkältungskrankheiten, Bronchitiden	
Hautkrankheiten, Psoriasis	
Magengeschwüre	
nachlassende Konzentrations- und Leistungsfähigkeit	
Stoffwechselförderung, rheumatische Erkrankungen, Gicht	
zur besseren Resorption anderer Inhaltsstoffe	

4.8.3 Erklären Sie den Wirkmechanismus von Saponindrogen auf die Atemwege.

____

____

____

____

____

____

4.8.4 Tragen Sie eine Nebenwirkung und drei Kontraindikationen von Saponinen bei starker Überdosierung in die Tabelle ein.

Nebenwirkungen	Kontraindikationen

4.9 Mund- und Rachenerkrankungen

4.9.1 Tragen Sie in die Tabelle ein, welche Wirkstoffgruppen bei Mund- und Rachenerkrankungen eingesetzt werden können. Begründen Sie die Auswahl und nennen Sie einige Pflanzen.

Art	Indikation	Pflanzen

4.9.2 Welche beiden Heilpflanzenauflagen haben sich bestens bewährt bei der chronischen Sinusitis? Nennen Sie die Zubereitungsarten und beschreiben Sie deren Wirkung und Durchführung.

Zubereitungsarten	Wirkung	Durchführung

5 Harnwegs- und Prostataerkrankungen

5.1 Nieren-Blasen-Erkrankungen

5.1.1 Behandlungsschema bei Harnwegsentzündung – Füllen Sie die Textlücken aus.

Das wesentliche Behandlungsschema bei Harnwegsentzündung ruht auf zwei Säulen:

1. ______________________________

2. ______________________________

Bei der Durchspülung mit aquaretischen Teemischungen werden __________ auf natürlichem Wege ausgeschwemmt. Nach Abklingen der akuten Erkrankung wird zur Rezidivprophylaxe noch einige Wochen mit __________ nachbehandelt.

5.1.2 Nennen Sie vier harnwegsdesinfizierende Arzneidrogen, ihren botanischen Namen und ihren desinfizierenden Wirkstoff.

deutscher Name	lateinischer Name	desinfizierender Wirkstoff

5.1.3 Tauchen Sie ein in die Geschichte der Kapuzinerkresse: Worauf ist ihr botanischer Name zurückzuführen?

____

____

____

5.1.4 Kurzsteckbrief der Echten Goldrute – Füllen Sie die leeren Zellen der Tabelle aus.

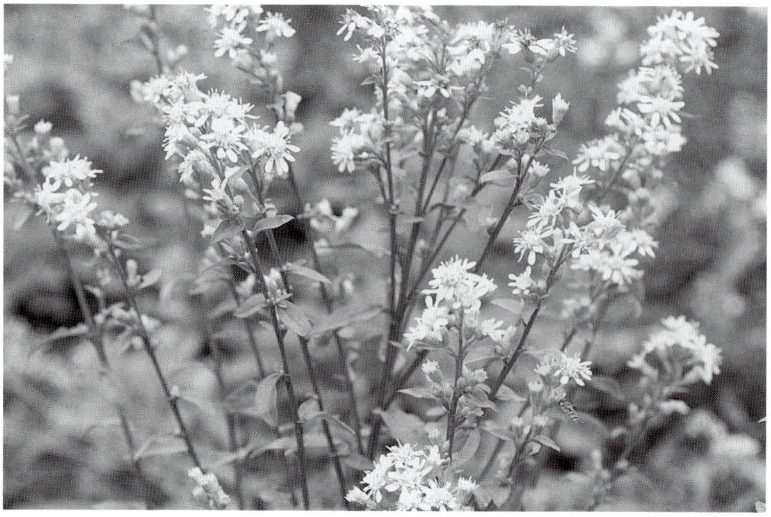

Abb. 5.1
Echte Goldrute.

botanischer Name	
Pflanzenfamilie	
arzneilich verwendeter Pflanzenteil	
Hauptinhaltsstoffe	
Heilwirkung	
Nebenwirkungen	
Kontraindikationen	
Anwendungsdauer	
Indikationsgebiete	
Darreichungsformen	

**5.1.5 Kreuzen Sie die richtigen Aussagen an.
Eine Durchspülung mit Aquaretika …**

schwemmt Keime auf natürlichem Wege aus.	
begleitet die Therapie mit Harnwegsdesinfizienzien.	
wirkt allgemein durchblutungsfördernd.	
stärkt das Herz.	
führt zu einer vermehrten Harnausscheidung.	
schützt die Leberzellen.	
bewirkt eine höhere Wasserausscheidung ohne Elektrolytverlust.	
verbessert vermutlich die Durchblutung der Niere, steigert die glomeruläre Filtrationsrate und führt dadurch zur vermehrten Primärharnbildung.	
wirkt schleimhautschützend.	
wirkt schweißtreibend.	
wirkt stimmungsaufhellend.	
bewirkt eine Verdünnung des Harns. Seine Verweildauer verkürzt sich, was eine Vermehrung der Keime und deren Anlagerung an das Schleimhautepithel in den Harnwegen verhindert.	
wirkt zusammenziehend, austrocknend.	

5.1.6 Worauf ist bei der Zubereitung von aquaretisch wirkenden Tees zu achten?

5.1.7 Bei welchen Indikationen kommen Aquaretika zur Anwendung? Streichen Sie die falschen Anwendungsgebiete.

- begleitend zur „Frühjahrskur", Entgiftung
- entzündete Wunden
- Gallensteine
- Hämorrhoiden
- Harnstein-Rezidiv-Prophylaxe (Urolithiasis)
- Leberentzündung
- Lippenherpes
- Reisekrankheit
- Reizblase
- rezidivierende Harnwegsinfekte
- vorbeugend und therapeutisch bei Haut-, Stoffwechsel- und rheumatischen Erkrankungen

5.1.8 Nennen Sie fünf Aquaretika bei Harnwegsinfekten mit ihren botanischen Namen.

____

____

____

____

____

5.1.9 Nennen Sie die Kontraindikationen für alle Aquaretika.

____

____

____

5.1.10 Die benigne Prostatahyperplasie („Harnröhre im Würgegriff") geht mit charakteristischen Beschwerden beim Wasserlassen einher: häufiger Harndrang bei unzureichendem Harnfluss und dem ständigen Gefühl, die Blase nicht vollständig entleeren zu können. Welche der folgenden Aussagen sind richtig, welche falsch? Kreuzen Sie an.

	richtig	falsch
Bei der „Harnröhre im Würgegriff" im Stadium I und II sind Phytotherapeutika die Mittel der Wahl.		
Die Phytotherapeutika sind besser verträglich, aber um einiges teurer als synthetische Prostatamittel.		
Beim Stadium III der Krankheit (totaler Harnverhalt, Stauungsnieren bis zur Niereninsuffizienz) setzt man alle Pflanzen zusammen ein.		
Erfahrungsgemäß bessern sich durch den Einsatz von Heilpflanzen v. a. die Nykturie (nächtliches Wasserlassen) und die Harnflusszeit; zusätzlich erfolgt eine Verminderung des Restharnvolumens.		
Heilpflanzen, die die Miktionsbeschwerden verringern sind v. a.: Brennnesselwurzel, Kürbiskerne und Sägepalmenfrüchte.		
Cholagoge Heilpflanzen wie z. B. die Artischocke lindern ebenfalls Beschwerden beim Wasserlassen.		
Auch entzündungshemmende, antiödematöse, aquaretische, beruhigende, blasenschließmuskelverstärkende, bakteriostatische Heilpflanzen kommen zum Einsatz.		
Vor Behandlungsbeginn sollte ein Prostatakarzinom ausgeschlossen werden. Regelmäßige Kontrolluntersuchungen gehören zum Therapieschema, weil miktionsbeeinflussende Arzneidrogen nur die Symptome bessern.		

5.2 Senföle

5.2.1 Kreuzworträtsel (inklusive Umlaute wie ä, ö, ü) – Das Lösungswort ergibt eine Pflanze aus der Familie der Brassicaceae.

1. harnwegsdesinfizierender Wirkstoff
2. In welcher Anwendungsform wird ätherisches Eukalyptusöl zur Behandlung einer Blasenentzündung verwendet?
3. lateinischer Gattungsname für Senf
4. lateinische Bezeichnung für den medizinisch verwendeten Pflanzenteil des Weißen und Schwarzen Senfs
5. Über welches „Paarorgan" werden die Senföle ausgeschieden?
6. Gesucht wird ein weiteres Organ, über das die Senföle ausgeschieden werden.
7. Welche Pflanze mit Senfölglykosiden gehört nicht zur Familie der Kreuzblütler?
8. Geschmacksrichtung der Senfölglykoside
9. Wie werden Senfölglykoside noch genannt?
10. Senfölglykoside wirken bei innerlicher Anwendung …

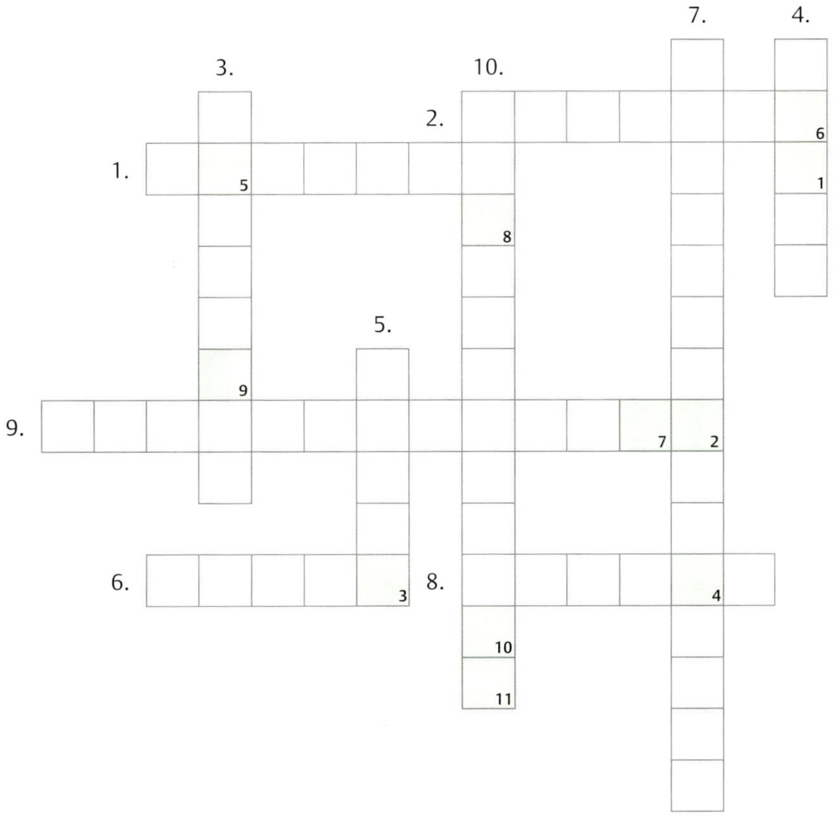

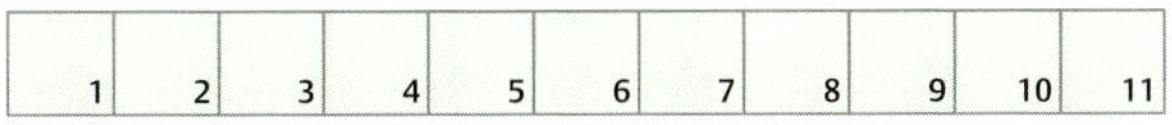

botanischer Name	
Pflanzenfamilie	
arzneilich verwendeter Pflanzenteil	
Hauptinhaltsstoffe	
Heilwirkung	
Nebenwirkungen	
Kontraindikationen	
Indikationsgebiete	
Darreichungsformen	
Anwendungsdauer	

6.1.5 Nennen Sie drei Heilpflanzen bei Arthritis mit ihren botanischen Namen.

____

____

____

6.1.6 Tragen Sie die entsprechend zugehörigen Zahlen in die Tabelle ein.

Name	Besonderheiten/Volksnamen	Kommission E
Afrikanische Teufelskralle		
Bittersüßer Nachtschatten		
Brennnessel		
Giersch		
Hagebutte		
Herbstzeitlose		
Löwenzahn		
Weide		
Weihrauch		

Besonderheiten/Volksnamen

1. der „Göttlichmacher" und zu Jesu Zeiten so teuer wie Gold
2. Alle Rheumatiker sollten am Ende des Winters eine Kur mit dieser Pflanze machen.
3. bereits im ersten Jahrhundert n. Chr. schmerzstillendes Heilkraut, kortisonähnlich entzündungshemmend; schmeckt zuerst süßlich, dann bitter
4. Getreu der Einsicht „ubi morbus ibi remedium" (wo die Krankheit entsteht, wächst auch das passende Heilmittel dafür) wurde im Mittelalter der sumpfige nasse Standort der gesuchten Pflanze analogisiert mit Sumpf- und Wechselfieber, und sie wurde aufgrund ihrer Flexibilität für steife Gelenke und Gliedmaßen eingesetzt.

5. Heckenfässchen und Juckpulver aus Kinderzeiten, lindert arthrosetypische Morgensteifigkeit
6. Die holzigen Früchte weisen lang verzweigte Arme mit Widerhaken auf, die an vorbeiziehenden Tieren hängenbleiben und so die Verbreitung der Pflanzenart sicherstellen; regt den Knorpelaufbau an.
7. Schutzpatron der Gichtkranken
8. Zaubertrank der Medea und Mitosehemmer in der Phytoonkologie
9. Namensgeberin der Nesselgewächse und nachhaltig antidyskratisches Kraut mit eindeutig antiarthrotischen und entzündungshemmenden Eigenschaften; Zytokinhemmer

Kommission E

1. fieberhafte Erkrankungen, rheumatische Beschwerden, Kopfschmerzen
2. nicht bearbeitet
3. Appetitlosigkeit und dyspeptische Beschwerden wie Völlegefühl und Blähungen; Störungen des Gallenflusses; Anregung der Diurese
4. innere und äußere Anwendung: adjuvant bei rheumatischen Beschwerden; innere Anwendung: Durchspülungstherapie bei entzündlichen Erkrankungen der ableitenden Harnwege; vorbeugend und zur Behandlung bei Nierengrieß
5. akuter Gichtanfall; familiäres Mittelmeerfieber
6. nicht bearbeitet
7. keine Monografie
8. adjuvant bei chronischem Ekzem
9. Appetitlosigkeit, dyspeptische Beschwerden; adjuvant bei degenerativen Erkrankungen des Bewegungsapparats

6.1.7 Nennen Sie für die äußerliche Anwendung bei Arthritis vier Heilpflanzen samt botanischem Namen und ihrer Wirkung.

Pflanze	botanischer Name	Wirkungen

6.1.8 Kreuzworträtsel (inklusive Umlaute wie ä, ö, ü sowie ß) – Das Lösungswort ergibt einen Begriff, wie Rheuma übersetzt werden könnte.

1. Aus welcher Pflanze wurde erstmals Salicin isoliert?
2. die erste Säule zur Behandlung bei der Rheumatherapie
3. Welche große Wundheilpflanze lindert rheumatische Beschwerden in der äußerlichen Anwendung?
4. Nach welcher Geschmacksrichtung wurde eine Pflanze mit kortisonähnlicher Wirkung bei entzündlichen rheumatischen Erkrankungen benannt.
5. rezeptpflichtige Heilpflanze bei Gicht

6. traditionelles Volksheilmittel bei Gicht
7. Was wird in der zweiten und dritten Säule der Rheumatherapie verabreicht?
8. Die Wirkung welcher Pflanze beruht auf einer Produktionshemmung der für die Entzündung verantwortlichen Zytokine?
9. Welche Pflanze empfahl Dr. med. R. F. Weiss allen Rheumatikern zur Kur am Ende des Winters?
10. Welche stark bedrohte Pflanze aus Südafrika lindert chronische Rückenschmerzen?
11. Welche Pflanze wirkt mit ihren Boswelliasäuren entzündungshemmend, schmerzlindernd, immunsuppressiv und ödemhemmend?

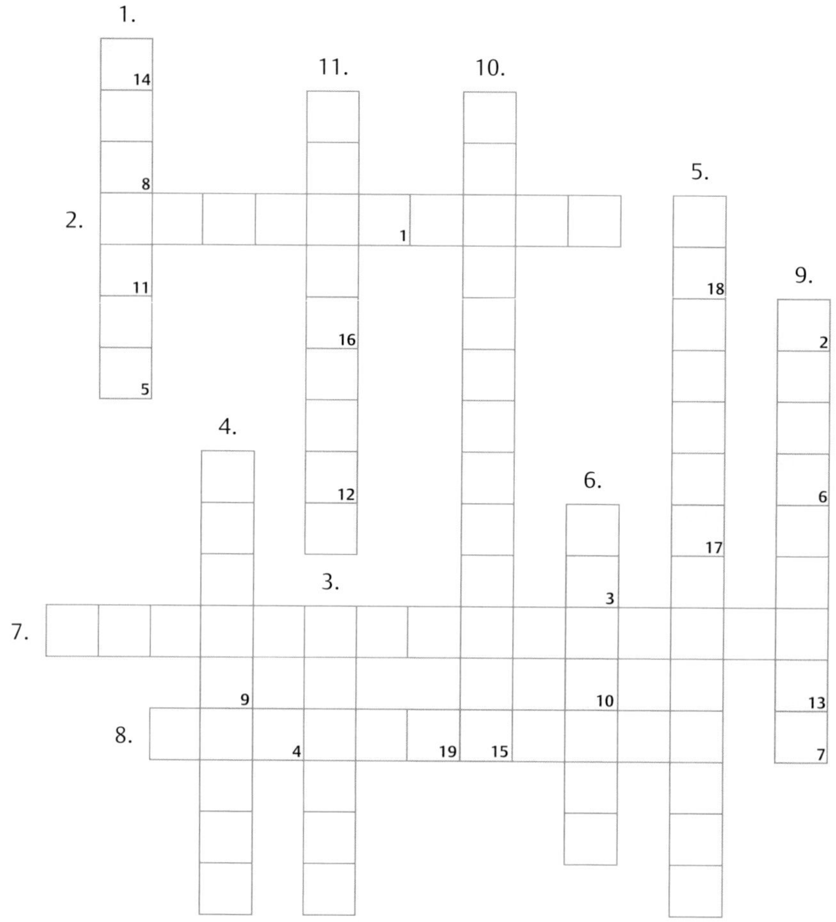

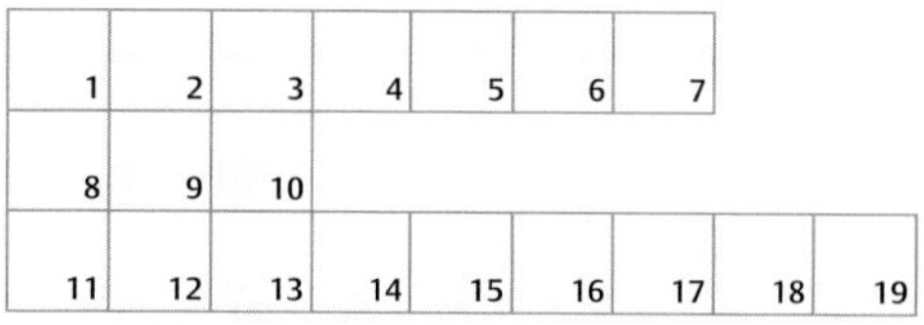

6.2 Cumarine

6.2.1 **Tauchen Sie ein in die Geschichte der Cumarine: Woher stammt der Begriff „Cumarin“? Im Jahr 1922 grassierte die „Blähsucht“ und viele Tiere verbluteten – welche wichtige Erkenntnis ergab sich daraus?**

6.2.2 **Wie wirken cumarinhaltige Arzneidrogen?**

6.2.3 **Welche der folgenden Aussagen sind richtig, welche falsch? Kreuzen Sie an.**

	richtig	falsch
Es gibt drei verschiedene Arten von Cumarinen.		
Cumarine sind lipophil (fettlöslich), werden gut resorbiert und gelangen in das ZNS.		
„Einfache“ Cumarine hemmen die Blutgerinnung.		
Einfache Cumarine werden eingesetzt als Ödemprophylaxe bei chronischer venöser Insuffizienz, unterstützend bei Thrombophlebitis, zur Behandlung von Hämorrhoiden und Lymphstauungen, zur Förderung der Durchblutung, zur Krampflinderung bei Kopfschmerzen und nächtlichen Wadenkrämpfen.		
Furanocumarine waren Modell für Antikoagulanzien wie Marcumar, Tromexan, Coumadin u. a., die zwar schneller wirken, aber weniger lang in ihrer Wirkung anhalten.		
Einfache Cumarine wirken unter Einwirkung von UV-Strahlung stark phototoxisch und schädigen die Haut (Erythem- oder Bläschenbildung bis zu Nekrose).		
Einsatz cumarinhaltiger Arzneidrogen: Behandlung von stumpfen Traumen (Prellungen, Verstauchungen, Blutergüsse), Lymphstauungen, „Hexenschuss“, Myalgien, Schmerzlinderung rheumatischer Beschwerden oder bei Schmerzen an Gelenken, Muskeln, Sehnen nach Unfällen, Knochenbrüchen		

7 Hauterkrankungen

7.1 Wunden und Verletzungen

7.1.1 Ordnen Sie den Arzneidrogen die genannten Heilwirkungen zu. Es können mehrere Heilwirkungen zutreffen.

antibakteriell – antiviral – entzündungshemmend – granulationsfördernd – wundreinigend

Heilpflanze	Wirkungen
Ringelblume	
Kamille	
Johanniskraut	
Sonnenhut	
Zaubernuss	

7.1.2 Kurzsteckbrief der Ringelblume – Füllen Sie die leeren Zellen der Tabelle aus.

botanischer Name	
Pflanzenfamilie	
arzneilich verwendeter Pflanzenteil	
Hauptinhaltsstoffe	
Heilwirkung	
Nebenwirkungen	
Kontraindikationen	
Indikationsgebiete	
Darreichungsformen	

7.1.3 Wie kommt die Ringelblume zu ihrem botanischen Namen?

7.1.4 Vervollständigen Sie den Text.

Das fette, reine Sanddornfruchtfleischöl wirkt ausgesprochen ____ und ____, entzündungshemmend, ____ und antioxidativ. Das Hautgewebe wird ____, Faltenbildung und Pigmentstörung vorgebeugt, die ____ und ____ Fasern im Bindegewebe werden geschützt, die Abwehr- und ____ der Haut unterstützt und vor schädlichen ____ geschützt. Das Öl beschleunigt den Heilungsprozess der Haut und trägt zu einer guten Abheilung ohne ____ bei.

7.1.5 Welche drei Heilpflanzen kommen bei stumpfen Verletzungen zum Einsatz? Nennen Sie auch die botanischen Namen und die lateinische Drogenbezeichnung.

7.1.6 Ordnen Sie mit Pfeilen jeder Heilpflanze den von ihr arzneilich verwendeten Pflanzenteil zu.

Arnika		Blatt
Beinwell		Blüte
Ringelblume		Kraut
Rosskastanie		Rinde
Stiefmütterchen		Samen
Walnuss		Wurzel
Zaubernuss		

7.1.7 Zeichnen Sie auf dem Jahreszeitenkreis ein, wann Sie welche der oben genannten Pflanzen mit ihren Pflanzenteilen sammeln würden.

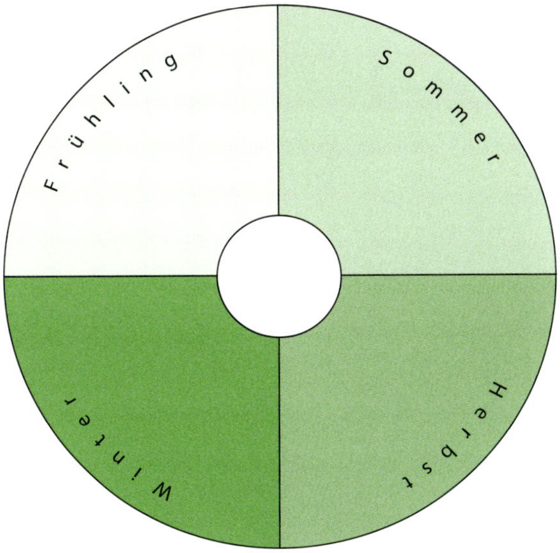

Abb. 7.1 Jahreszeitenkreis.

7.1.8 Kurzsteckbrief der Arnika – Füllen Sie die leeren Zellen der Tabelle aus.

botanischer Name	
Pflanzenfamilie	
arzneilich verwendeter Pflanzenteil	
Hauptinhaltsstoffe	
Heilwirkung	
Nebenwirkungen	
Kontraindikationen	
Indikationsgebiete	
Darreichungsformen	

7.1.9 Was ist beim Sammeln von Arnika zu beachten?

___

7.1.10 Die Arnika ist eine verstrubbelte Schönheit, die die Menschen mit ihrer goldgelben Blütenfarbe schon immer fasziniert hat. Nehmen Sie sich die Zeit für ein kleines Porträt dieser besonderen Heilpflanze. Hier ist Platz für Ihre Zeichnung:

7.1.11 Woher kommt der botanische Name des Beinwell – Symphytum officinalis – und worauf bezieht er sich?

____

____

7.2 Chronische Hauterkrankungen – Ekzeme

7.2.1 Ähnlich wie die Rheumatherapie beruht die Ekzembehandlung auf drei Säulen. Welche sind das?

1. ______________________________
2. ______________________________
3. ______________________________

7.2.2 Füllen Sie die Textlücken aus.

Klassische Teemischungen für die ekzematöse Haut enthalten neben spezifisch wirksamen „Hautpflanzen" auch Arzneikräuter, die genauso bei ____________, zur ____________, bei ____________, ____________ oder zur ____________ eingesetzt werden.
Dazu gehören Heilpflanzen, die ____________, ____________ und ____________ als wichtige Entgiftungsorgane unterstützen.

7.2.3 Je nach Beschwerdebild werden verschiedene Arzneidrogen eingesetzt. Nennen Sie zu jeder Wirkung mindestens drei Heilpflanzen.

Wirkung	Arzneidroge
antibakteriell	
entzündungshemmend	
reizmildernd	
juckreizlindernd	
antisekretorisch	
stoffwechselfördernd	

7.2.4 Welche Heilpflanzen wirken „kortisonähnlich"?

____

____

____

____

7.2.5 Kurzsteckbrief des Stiefmütterchens – Füllen Sie die leeren Zellen der Tabelle aus.

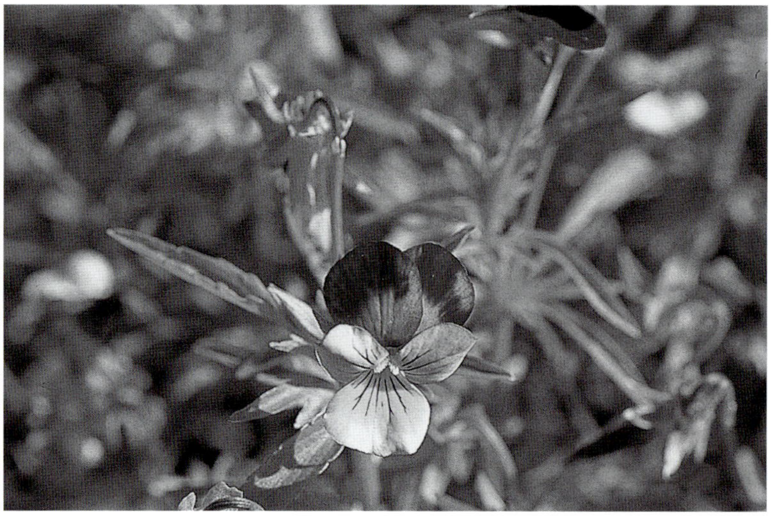

Abb. 7.2
Stiefmütterchen.

botanischer Name	
Pflanzenfamilie	
arzneilich verwendeter Pflanzenteil	
Hauptinhaltsstoffe	
Heilwirkung	
Nebenwirkungen	
Kontraindikationen	
Indikationsgebiete	
Darreichungsformen	

7.2.6 Welche Pflanze eignet sich vorzüglich zur Behandlung nässender Ekzeme? Nennen Sie auch den botanischen Namen, die lateinische Drogenbezeichnung und die Zubereitung der Droge.

7.3 Neurodermitis

7.3.1 Bei der Neurodermitis liegt ein Mangel an γ-Linolensäure vor. Welche Arzneidrogen enthalten γ-Linolensäure und können zur Substitution eingesetzt werden?

7.3.2 Kurzsteckbrief der Nachtkerze – Füllen Sie die leeren Zellen der Tabelle aus.

botanischer Name	
Pflanzenfamilie	
arzneilich verwendeter Pflanzenteil	
Hauptinhaltsstoffe	
Heilwirkung	
Nebenwirkungen	
Kontraindikationen	
Indikationsgebiete	
Darreichungsformen	
Anwendungsdauer	

7.3.3 Eine 32-jährige Frau mit Neurodermitis kommt zu Ihnen. Sie berichtet, seit ihrer Kindheit unter Neurodermitis zu leiden, habe jedoch seit der Pubertät keinerlei Beschwerden mehr gehabt. Nun hat sie bei der Arbeit eine verantwortungsvollere Position erhalten, die sie sehr unter Druck setzt. Seitdem schläft sie schlecht und hat v. a. wieder Ekzeme an den Augenlidern und am Hals. Stellen Sie ein phytotherapeutisches Therapiekonzept zusammen.

1. langfristig: ____________________

____

2. akut: ____________________

____

3. allgemein: ____________________

____

7.3.4 Je nach vorherrschender Symptomatik der Neurodermitis werden äußerlich unterschiedliche Heilpflanzen eingesetzt. Welche werden verwendet? Nennen Sie jeweils drei Beispiele.

Symptomatik	Pflanze
akut nässend	
akut entzündlich	
Juckreiz	
Superinfektion	
trockene Haut	

7.4 Psoriasis

7.4.1 In vielen Vorgärten findet sie sich als Zierstrauch: die Mahonie.
Warum eignet sie sich so besonders gut für den therapeutischen Einsatz bei Psoriasis?

____

____

7.4.2 Welche Pflanze, die u. a. bei Psoriasis eingesetzt wird, heißt im Volksmund „Grindkraut“?

____

7.5 Akne

7.5.1 Eine Mutter kommt mit ihrer 14-jährigen Tochter zu Ihnen in die Praxis. Die Tochter leidet sehr unter ihrer Akne. Was empfehlen Sie zur äußerlichen, was zur innerlichen Anwendung?

____

____

____

____

7.6 Herpes labialis

7.6.1 Welche aromatische Heilpflanze eignet sich vorzüglich zur Behandlung des Lippenherpes?
Nennen Sie außerdem ihre Hauptwirkung bei äußerlicher Anwendung.

____

____

7.6.2 Welche Heilpflanzen würden Sie bei chronisch-rezidivierendem Herpes labialis einsetzen?

____

____

7.7 Verbrennungen

7.7.1 Nennen Sie Heilpflanzen, die bei Verbrennung helfen können.

____

____

7.7.2 Welche Verbrennungen können mit Phytotherapeutika behandelt werden?
Kreuzen Sie an.

Verbrennung 1. Grades	
Verbrennung 2. Grades	
Verbrennung 3. Grades	

7.8 Haut- und Fußpilze

7.8.1 Nennen Sie drei lokale Anwendungen zur Behandlung von Fußpilz.

7.8.2 Welche der genannten Heilpflanzen haben eine antimykotische Wirkung? Kreuzen Sie die korrekten Antworten an.

Blutwurz	
Knoblauch	
Königskerze	
Leinsamen	
Malve	
Passionsblume	
Ringelblume	
Thymian	

7.9 Warzen

7.9.1 Von welcher Pflanze wird der frische Milchsaft zur Behandlung von Warzen eingesetzt?

7.9.2 Füllen Sie die Textlücken aus.

Zur Immunstimulation bei wiederkehrendem Befall mit vulgären Warzen unterstützen Präparate aus ______ und ______ die körpereigene Abwehr, ______ die Leberfunktion.

7.10 Übermäßiges Schwitzen

7.10.1 Welches ist die bedeutende Pflanze, die zur Behandlung des übermäßigen Schwitzens eingesetzt wird?

7.10.2 Nennen Sie eine Anwendung mit der oben stehenden Pflanze gegen übermäßiges Schwitzen und beschreiben Sie die Zubereitung.

7.11 Schleimstoffe

7.11.1 Welche Stoffe werden zu den Schleimstoffen gezählt?

___

___

___

7.11.2 Eigenschaften von Schleimstoffen – Füllen Sie die Textlücken aus.

- Schleimstoffe besitzen die Fähigkeit, viel ______ aufzunehmen, wodurch sie aufquellen.
- Sie können schleimig-visköse Lösungen bilden, die an der ______ haften bleiben und einen ______, ______ Charakter haben.
- Im aufgequollenen Zustand können sie gelöste Substanzen ______. Das erklärt die ______ Wirkung von Schleimstoffen und ______ an den Schleimhäuten des ______.

7.11.3 Welche wesentlichen Aufgaben haben Schleimstoffe in Pflanzen?

___

___

___

___

7.11.4 Wie wirken Schleimstoffe? Kreuzen Sie die richtigen Aussagen an.

antidiarrhoisch	
appetitanregend	
austrocknend	
darmperistaltikanregend	
entgiftend	
entzündungshemmend	
erweichend	

herzstärkend	
krampflösend	
resorptionsverzögernd	
schleimhautschützend	
schweißtreibend	
stimmungsaufhellend	
ulkusprotektiv	

7.11.5 Was ist bei der Teezubereitung von Schleimstoffdrogen zu beachten?

___

___

7.11.6 Nennen Sie je zwei Heilpflanzen mit Schleimstoffdrogen a) aus der Familie der Malvengewächse und b) aus der Familie der Wegerichgewächse.

a) ___

b) ___

8 Herz,- Kreislauf- und Gefäßerkrankungen

8.1 Funktionelle Herzbeschwerden

8.1.1 In welchem Zusammenhang werden Phytokardiaka v. a. eingesetzt? Vervollständigen Sie die Sätze.

1. Phytokardiaka werden bei ________ Herzbeschwerden eingesetzt.
2. Im Frühstadium von Herz-Kreislauf-Erkrankungen sowie bei altersbedingten degenerativen Veränderungen am Herzmuskel und an den Koranarien werden Phytokardiaka zur ________ eingesetzt.
3. Bei psychovegetativ bedingten ________ und zur ________ werden Phytokardiaka eingesetzt.
4. Bei leichten Formen (NYHA Stadium I-II) der ________ werden Phytokardiaka mit großem Erfolg eingesetzt, bei schwereren Formen (Stadien III-IV) zumindest ________ mit großem Erfolg.
5. Außerdem sind sie beim sog. ________ indiziert.

8.2 Herzinsuffizienz

8.2.1 Welche Aussagen sind falsch? Berichtigen Sie.

1. In der Phytotherapie wird v. a. die akute Herzinsuffizienz behandelt.

   ____

   ____

2. Bei der Behandlung mit Digitaloiden ist erst nach einigen Wochen eine Wirkung spürbar, bei der Behandlung mit Weißdorn bereits nach wenigen Tagen.

   ____

   ____

3. Ein Grundsatz der Herzinsuffizienztherapie ist, die erforderliche Dosis langsam einzuschleichen.

   ____

   ____

4. Bei einer schon begonnenen Therapie mit Digitalis dürfen Digitaloide nicht zusätzlich eingesetzt werden, weil es dadurch zu einer Überdigitalisierung kommen kann.

   ____

   ____

5. Weißdorn sollte aus demselben Grund nicht zusätzlich eingesetzt werden.

   ____

   ____

6. Sollten die Beschwerden nach 6-wöchiger Behandlung nicht besser geworden sein oder bestehen Beinödeme, ärztliche Rücksprache halten.

   ____

   ____

8.2.2 Der Weißdorn mit seiner dornigen Bewehrung hat die Menschen immer schon fasziniert. Warum wurden früher dichte Weißdornhecken um die Gehöfte angepflanzt?

8.2.3 Kurzsteckbrief des Weißdorns – Füllen Sie die leeren Zellen der Tabelle aus.

botanischer Name	
Pflanzenfamilie	
arzneilich verwendeter Pflanzenteil	
Hauptinhaltsstoffe	
Heilwirkung	
Nebenwirkungen	
Kontraindikationen	
Indikationsgebiete	
Darreichungsformen	
Anwendungsdauer	

8.2.4 Hier ist Platz für Ihre Zeichnung einer Weißdornblüte. Fällt Ihnen die Verwandtschaft zu ihren Geschwistern aus der Familie der Rosengewächse – u. a. Apfel, Birne und Kirsche – auf?

8.2.5 **Welche der folgenden Arzneipflanzen zählen zu den Herzglykosiddrogen 1. Ordnung? Streichen Sie die übrigen Pflanzen.**

- Adonisröschen
- Maiglöckchen
- Meerzwiebel
- Roter Fingerhut
- Wolliger Fingerhut

8.3 Herzrhythmusstörungen

8.3.1 Ein 67-jähriger Mann mit Übergewicht klagt über immer wieder auftretende Herzrhythmusstörungen. Eine kardiologische Untersuchung erbrachte keinen klinischen Befund. Er schildert, dass seine Beschwerden v. a. nach einer reichhaltigen Mahlzeit auftreten. Der Hausarzt diagnostizierte daraufhin ein Roemheld-Syndrom. Welche Heilpflanzen würden Sie ihm empfehlen?

____

____

____

____

____

____

8.4 Blutdruckerkrankungen

8.4.1 Welche zwei weiteren Mitglieder der Familie der Lauchgewächse wirken ähnlich wie der Knoblauch? Nennen Sie auch deren botanischen Namen.

____

____

8.4.2 Kurzsteckbrief des Knoblauchs – Füllen Sie die leeren Zellen der Tabelle aus.

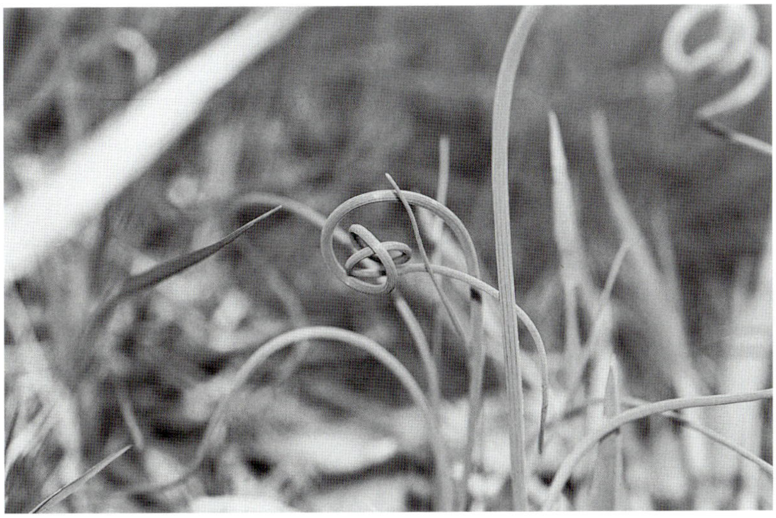

Abb. 8.1 Knoblauch.

botanischer Name	
Pflanzenfamilie	
arzneilich verwendeter Pflanzenteil	
Hauptinhaltsstoffe	
Heilwirkung	
Nebenwirkungen	
Kontraindikationen	
Indikationsgebiete	
Darreichungsformen	

8.4.3 An welche Heilpflanzen denken Sie bei stressbedingtem Bluthochdruck? Stellen Sie einen Tee aus drei Bestandteilen zusammen.

8.4.4 Welche verschreibungspflichtige Heilpflanze galt früher als universelles Beruhigungsmittel? In welcher Form wird sie auch heute noch häufig eingesetzt? Es heißt von ihr, sie sei Mahatma Gandhis Schlaftee gewesen.

8.4.5 Kurzsteckbrief des Rosmarins – Füllen Sie die leeren Zellen der Tabelle aus.

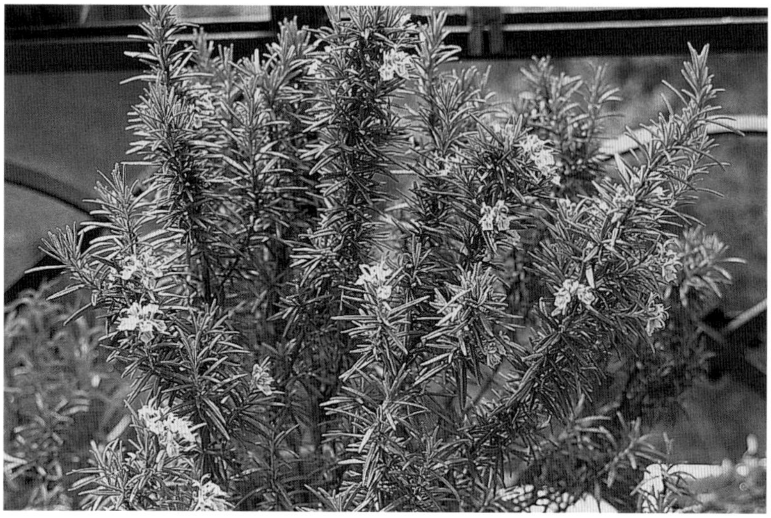

Abb. 8.2 Rosmarin.

botanischer Name	
Pflanzenfamilie	
arzneilich verwendeter Pflanzenteil	
Hauptinhaltsstoffe	
Heilwirkung	
Nebenwirkungen	
Kontraindikationen	
Indikationsgebiete	
Darreichungsformen	

8.4.6 Welche Gegenanzeigen gibt es für Zubereitungen mit ätherischem Rosmarinöl?

8.5 Arterielle Gefäßkrankheiten

8.5.1 Welches ist die große Pflanze zur Behandlung arterieller Durchblutungsstörungen?

8.5.2 Welche der folgenden Pflanzen wirken lipidsenkend? Kreuzen Sie diese an.

Artischocke	
Blutwurz	
Flohsamen	
Frauenmantel	
Gelbwurz	
Goldrute	
Herzgespann	
Holunder	
Knoblauch	
Weißdorn	

8.5.3 Kurzsteckbrief der Artischocke – Füllen Sie die leeren Zellen der Tabelle aus.

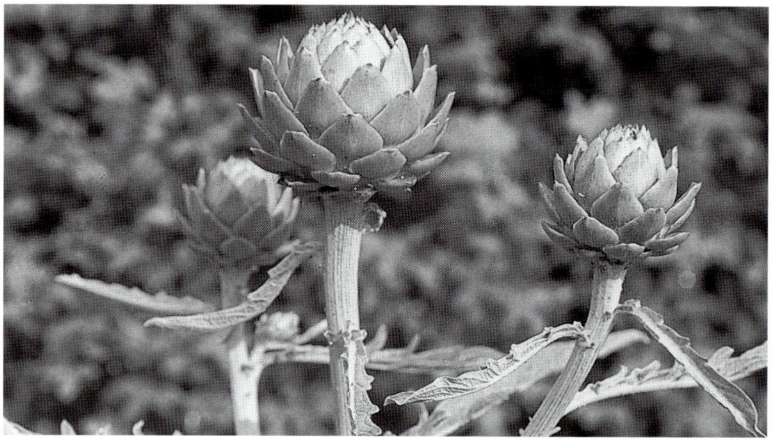

Abb. 8.3
Artischocke.

botanischer Name	
Pflanzenfamilie	
arzneilich verwendeter Pflanzenteil	
Hauptinhaltsstoffe	
Heilwirkung	
Nebenwirkungen	
Kontraindikationen	
Indikationsgebiete	
Darreichungsformen	

8.5.4 Kurzsteckbrief des Ginkgos – Füllen Sie die leeren Zeilen der Tabelle aus.

botanischer Name	
Pflanzenfamilie	
arzneilich verwendeter Pflanzenteil	
Hauptinhaltsstoffe	
Heilwirkung	
Nebenwirkungen	
Kontraindikationen	
Indikationsgebiete	
Darreichungsformen	

8.5.5 Das Blatt des Ginkgobaums galt zu Goethes Zeiten als Sinnbild für Liebe und Freundschaft. Heute noch übt das zweigelappte Blatt eine Faszination auf den Menschen aus. Hier ist Platz für Ihre Zeichnung eines Ginkgoblattes:

8.5.6 Von welcher Heilpflanze wird welcher Teil arzneilich verwendet? Ordnen Sie mit Pfeilen zu.

Buchweizen		Blatt
Ginkgo		
Knoblauch		Kraut
Melisse		
Rosmarin		Zwiebel
Schafgarbe		

8.6 Venöse Gefäßerkrankungen

8.6.1 Welche Pflanzen enthalten das gefäßwandabdichtende Flavonoid Rutin?

____

____

8.6.2 Kurzsteckbrief der Rosskastanie – Füllen Sie die leeren Zellen der Tabelle aus.

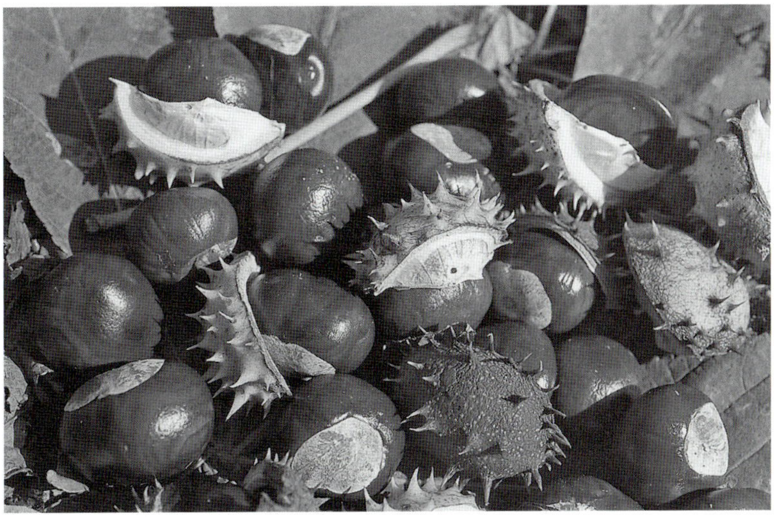

Abb. 8.4
Rosskastanie.

botanischer Name	
Pflanzenfamilie	
arzneilich verwendeter Pflanzenteil	
Hauptinhaltsstoffe	
Heilwirkung	
Nebenwirkungen	
Kontraindikationen	
Indikationsgebiete	
Darreichungsformen	

8.6.3 Folgende pflanzliche Wirkstoffe spielen in der Therapie von Venenerkrankungen eine Rolle: Flavonoide, Saponine, Cumarine. Ordnen Sie folgende Pflanzen anhand ihrer Inhaltsstoffe in die Tabelle ein. Mehrfachnennungen sind möglich.

Buchweizen – Mäusedorn – Rosskastanie – Rotes Weinlaub – Steinklee

Flavonoide	Saponine	Cumarine

8.6.4 Warum werden bei Venenerkrankungen u.a. Cumarindrogen eingesetzt?

____

____

9 Erkrankungen des Nervensystems und der Psyche

9.1 Schlafstörungen, nervöse Unruhe

**9.1.1 Welche Aussagen treffen für pflanzliche Sedativa zu?
Kreuzen Sie die richtigen Antworten an.
Pflanzliche Sedativa …**

erhalten den physiologischen Schlafrhythmus.	
beeinträchtigen aber die Leistungsfähigkeit.	
wirken in erster Linie schlafanstoßend und erhöhen die Schlafbereitschaft, ohne die Schlafphasen negativ zu beeinflussen.	
haben bei Überdosierung einen narkotischen Effekt.	
führen nicht zu Abhängigkeiten oder Gewöhnung.	
besitzen hypnotische, schlafinduzierende Wirkungen.	
sind nicht immer gut verträglich.	
haben keine unerwünschten Nebenwirkungen.	
bewirken keinen „Hang-over-Effekt“.	

9.1.2 Kurzsteckbrief des Baldrians – Füllen Sie die leeren Zeilen der Tabelle aus.

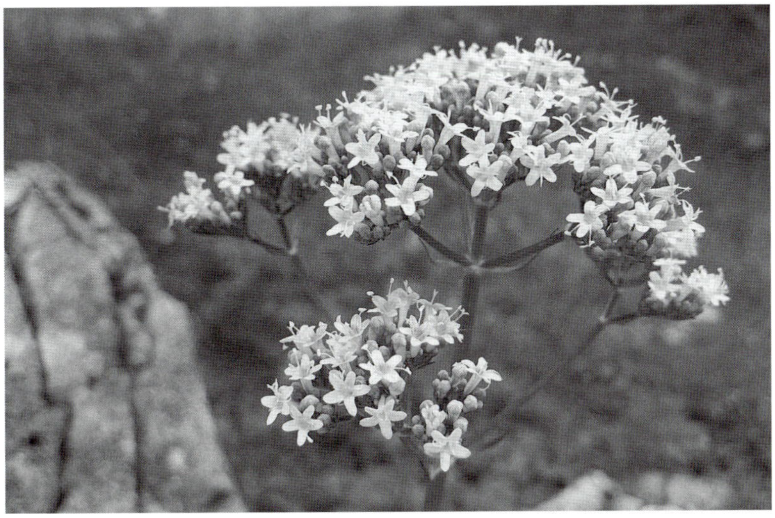

Abb. 9.1 Baldrian.

botanischer Name	
Pflanzenfamilie	
arzneilich verwendeter Pflanzenteil	
Hauptinhaltsstoffe	

Heilwirkung	
Nebenwirkungen	
Kontraindikationen	
Indikationsgebiete	
Darreichungsformen	

9.1.3 Tragen Sie die entsprechend zugehörigen Zahlen in die Tabelle ein.

Name	Besonderheiten/Volksnamen	Kommission E
Baldrian		
Dill		
Hopfen		
Kamille		
Kalifornischer Mohn		
Lavendel		
Melisse		
Passionsblume		
Pomeranze		

Besonderheiten/Volksnamen

1. schön rankendes Lianengewächs mit prächtiger Blüte
2. eine kugelrunde heilkräftige Arzneifrucht, von Paracelsus „Poma aurantia = Goldapfel" genannt
3. Mönche entdeckten ihn erstmals für die Bierbrauerei.
4. kostbarer als Gold und „bei der Abendtafel genießen, denn sie macht anmutige Träume"
5. „Stinkwurz" zur Abwehr von Bösem
6. Nationalblume des Staates Kalifornien und „Schlafmützchen"
7. ermöglichte früher als „meeting seed" den ruhigen Ablauf von Veranstaltungen
8. gut bei Schlaflosigkeit der Kinder während der Zahnungsperiode, in Teemischungen und Schlafkissen
9. vertreibt böse Geister und unreine Gedanken, stärkt das Ich und ist ein bitterer Trank gegen Leberleiden

Kommission E

1. äußere Anwendung: Haut- und Schleimhautentzündungen u. a.
   innere Anwendung: gastrointestinale Spasmen, entzündliche Erkrankungen des Gastrointestinaltrakts
2. Unruhezustände, nervös bedingte Einschlafstörungen
3. nervöse Unruhe
4. Unruhe- und Angstzustände, Schlafstörungen
5. innere Anwendung: Unruhezustände, Einschlafstörungen, funktionelle Oberbauchbeschwerden (nervöser Reizmagen, Roemheld-Syndrom, Meteorismus, nervöse Darmbeschwerden)
6. dyspeptische Beschwerden
7. keine Monografie; Blüten in der Volksmedizin als mildes Sedativum
8. nervös bedingte Einschlafstörungen, funktionelle Magen-Darm-Beschwerden
9. Negativmonografie aufgrund nicht ausreichend belegter Wirksamkeit, jedoch keine Risiken

9.2 Depressive Verstimmungen

9.2.1 Kurzsteckbrief des Johanniskrauts – Füllen Sie die leeren Zellen der Tabelle aus.

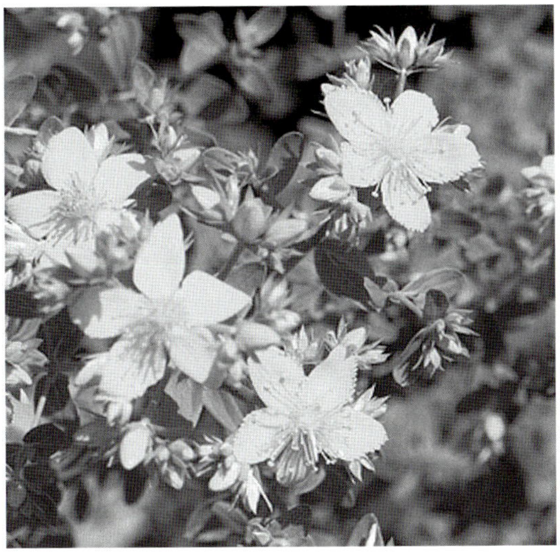

Abb. 9.2 Johanniskraut.

botanischer Name	
Pflanzenfamilie	
arzneilich verwendeter Pflanzenteil	
Hauptinhaltsstoffe	
Heilwirkung	

Nebenwirkungen	
Kontraindikationen	
Wechselwirkungen	
Indikationsgebiete	
Darreichungsformen	
Anwendungsdauer	

9.2.2 Füllen Sie die Textlücken aus.

Zu einer umfassenden Heilpflanzentherapie bei depressiven Verstimmungen gehören auch ______ in die Teemischung, die tonisieren und ganz eindeutig „gute Laune" machen, z. B. ______, ______ („macht Mut"), ______ („Angstwurz").

Zusätzlich können je nach Beschwerdebild kreislaufunterstützende (______) oder herz-unterstützende (______) oder beruhigende (______, ______, ______) Arzneipflanzen indiziert sein.

9.3 Ängste

9.3.1 Wie lange brauchen angstlindernde Phytopharmaka bis zum Wirkungseintritt?

______

9.3.2 Nennen Sie drei angstlindernde Heilpflanzen.

______

______

______

9.3.3 Bei welcher Art von Ängsten eignen sich angstlindernde Phytopharmaka?

____

____

9.4 Erschöpfung

9.4.1 Wie wirkt Ginseng, und bei welchen Indikationen würden Sie ihn – wie lange – einsetzen?

Wirkung	
Indikation	
Anwendungsdauer	

9.4.2 Nennen Sie drei Adaptogene, d. h. Arzneidrogen, die den Organismus bei stressbedingten Krankheiten unterstützen können und ausgleichend wirken.

____

____

____

9.4.3 Kreuzworträtsel s. S. 58 (inklusive Umlaute wie ä, ö, ü) – Das Lösungswort ergibt ein altes Volksheilmittel bei Schlafstörungen, Nervosität und Unruhe.

1. altes traditionelles Kinderschlafmittel aus der Familie der Doldenblütler
2. das blaugekleidete Wunder des Südens
3. beruhigend wirkende Pflanze, bewirkt Beobachtungen zufolge eine schnelle Dämpfung von Abstinenzerscheinungen bei Alkohol- und Opiatentzug
4. Hopfen gehört zur Familie der … (deutscher Name).
5. klassisches Phytotherapeutikum zur Behandlung von leichten bis mittelschweren depressiven Verstimmungen
6. Gesucht wird eine kostbare Pflanze, die nach neuesten Forschungsergebnissen die Denkleistung erhöht.
7. Welches Lianengewächs wirkt als „Verstärker“ für Johanniskraut?
8. verschreibungspflichtige, anxiolytisch und antidepressiv wirkende „Schamanenpflanze“
9. Welche Pflanze ist im berühmtesten Erfrischungsgetränk der Welt enthalten?
10. Welche Arzneidroge gilt als allheilende Göttin und soll als Lebenselixier Liebe, Gesundheit und ein langes Leben schenken?

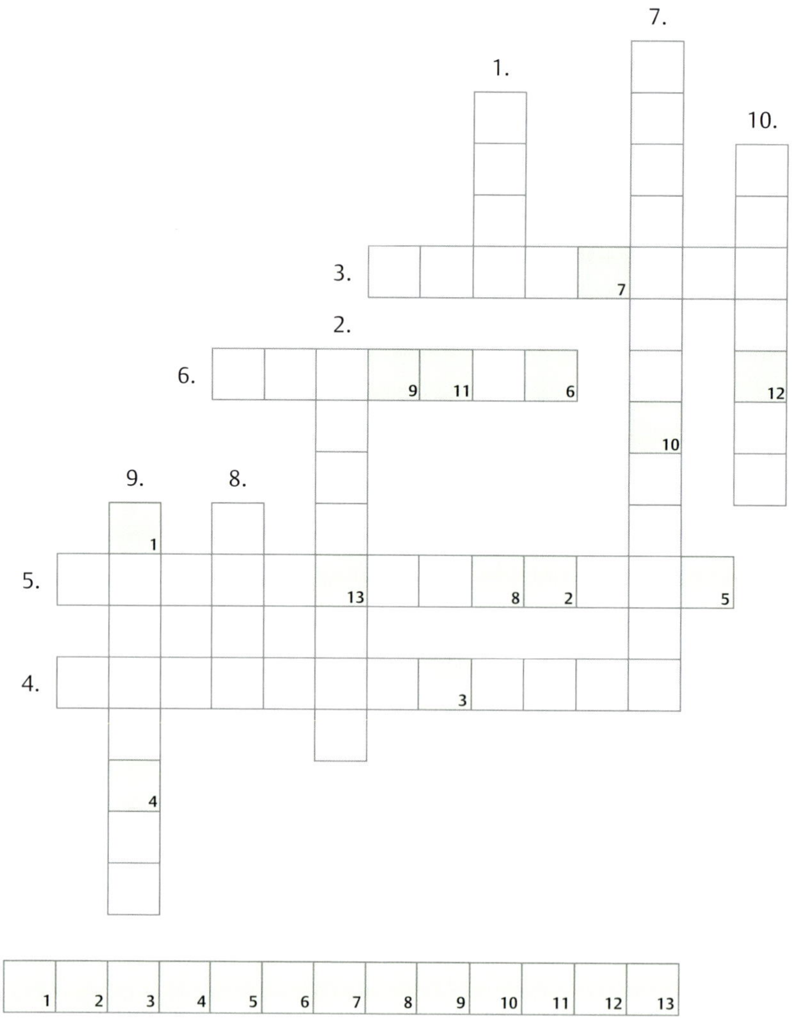

9.5 Schmerzen, Kopfschmerzen

9.5.1 **Tragen Sie die entsprechend zugehörigen Zahlen in die Tabelle ein.**

Name	lateinischer Name	Geschichte/Mythologie/ Volksnamen	Wirkung
Fenchel			
Guarana			
Mädesüß			
Mariendistel			
Mutterkraut			
Pfefferminze			
Pestwurz			
Schafgarbe			

lateinischer Name

1. Achillea millefolium
2. Filipendula ulmaria
3. Foeniculum vulgare
4. Mentha x piperita
5. Paullinia cupana
6. Petasites hybridus
7. Silybum marianum
8. Tanacetum parthenium

Geschichte/Mythologie/Volksnamen

1. Schon Plinius empfahl das Auflegen der Blätter auf die Schläfen gegen Kopfschmerzen.
2. Augenbrauen der Venus, Bauchwehkraut und Blutstillkraut
3. Damit wurde der Met gesüßt; kann wie Weidenrinde bei chronischen Kopfschmerzen zur leichten Schmerzlinderung eingesetzt werden.
4. gut bei Kopfschmerzen mit oder aufgrund von Verdauungsstörungen
5. „Brasilianischer Kakao“ aus dem tropischen Regenwald
6. Distel mit den Zeichen der Muttermilch der Jungfrau Maria
7. der große, breitkrempige „Hut“ für griechische Hirten
8. 1772 schrieb der Engländer John Hill: „Beim schlimmsten Kopfschmerz übersteigt dieses Kraut alles was man sonst kennt.“

Wirkung

1. blähungswidrig, verdauungsfördernd
2. leichtes Mittel bei chronischen Kopfschmerzen
3. lindert Kopfschmerzen (auch für Migräneanfällige geeignet, die keinen Kaffee vertragen)
4. leberentlastend
5. intensiv krampflösend (vergleichbar mit dem Papaverin des Schlafmohns!), schmerzlindernd und entzündungshemmend
6. gallenflussfördernd, beruhigend und entkrampfend
7. serotoninantagonistisch, entzündungshemmend, lindert auch die Häufigkeit und Schwere der Migräneanfälle und deren Begleiterscheinungen (Schwindel, Übelkeit, Erbrechen)
8. schmerzlindernd (Erregung der Kälterezeptoren der Haut)

9.6 Salicylate (Salicin)

9.6.1 Nennen Sie drei Salicindrogen mit ihrem botanischen Namen und dem als Droge verwendeten Pflanzenteil.

____

____

____

9.6.2 Wie wirken Salicylate? Kreuzen Sie die richtigen Aussagen an.

appetitanregend	
auswurffördernd	
antirheumatisch	
äußerlich Hornschicht aufweichend	
besser verträglich als die nach ihrem Vorbild synthetisch hergestellte Acetylsalicylsäure	
Die Gerinnungsfähigkeit des Blutes wird genauso verändert wie durch Acetylsalicylsäure.	
entzündungshemmend	
fiebersenkend	
lokalanästhesierend	
schmerzlindernd	
schweißhemmend	

9.6.3 Wie schnell setzt die Salicinwirkung ein? Wie lange dauert sie an?

9.7 Alkaloide

9.7.1 Kennen Sie a) drei „toxische“ Alkaloidpflanzen, b) drei Alkaloidpflanzen, die man essen kann, und c) drei Alkaloidpflanzen mit Pyrrolizidinalkaloiden? Zu nennen ist auch deren botanischer Name und der als Droge verwendete Pflanzenteil.

a)

b)

c)

10 Ausleitung und Regeneration

10.1 Frühjahrskur – Entgiftungskur

10.1.1 Was macht Teemischungen besonders gut geeignet für eine Frühjahrskur?

10.1.2 Was gehört in einen Stoffwechseltee? Nennen Sie Oberbegriffe, z. B. Wirkstoffgruppen. Begründen Sie jeweils die Auswahl.

Wirkstoffgruppe	Begründung

10.1.3 Welche drei Zubereitungsarten von Heilpflanzen kommen bei einer Frühjahrskur zum Einsatz. Nennen Sie je drei Beispiele.

Zubereitungsart	Heilpflanzen

10.1.4 Welche äußerliche Anwendung hat sich besonders bewährt zur unterstützenden Behandlung beim Fasten?

10.2 Darmmykose und Darmsanierung

10.2.1 Füllen Sie die Textlücken aus.

Bei Darmmykose bewährt sich die Drei-Phasen-Therapie:

1. Sie beginnt mit der Umstellung der Ernährung auf ____ .
2. Parallel dazu soll eine ____ folgen und
3. darauf aufbauend ____ lang eine ____ .

Die Reihenfolge dieser drei Phasen nicht verändern, sie bauen aufeinander auf.

Während der gesamten Kurdauer ____ zur „Milieusanierung" einnehmen.

10.2.2 Mit welchen Pflanzen können Sie neben mikrobiologischen Präparaten die Darmflora stabilisieren? Nennen Sie vier.

10.3 Schwermetall- und Amalgamausleitung

10.3.1 Füllen Sie die Textlücken aus.

Bei der Amalgamausleitung ist folgende Reihenfolge zu beachten:

1. Bevor die eigentliche Schwermetallausleitung beginnt, sollten die ____ werden.
2. Unmittelbar nach dem Entfernen von Amalgamfüllungen mit ____ Tees gurgeln. Am besten eine Thermosflasche mit ____ in die zahnärztliche Praxis mitnehmen und anstelle von Wasser mit diesem Tee den Mund spülen, und die ersten ____ noch vor dem Verlassen der Praxis vor Ort trinken. Die folgenden ____ 3× tägl. 1 Tasse ____ trinken, damit die verschluckten Partikel baldmöglichst im ____ und mit dem Stuhl ausgeschieden werden. ____ werden nicht resorbiert und können aus diesem Grund auch lediglich die im ____ befindlichen Metallionen ____ . Die im Körper befindlichen Schwermetalle lösen sich durch ____ Tees nicht. Um sie aus ihren Depots zu lösen, werden
3. ____ eingesetzt.

10.3.2 Tragen Sie die entsprechend zugehörigen Zahlen in die Tabelle ein. Mehrfachnennungen sind möglich.

Name	Familie	Besonderheiten/ Volksnamen	verwendeter Pflanzenteil	Wirkung
Blutwurz				
Brennnessel				
Goldrute				
Gundermann				
Kaffeekohle				
Koriander				
Walnuss				
Wegwarte				
Zistrose				

Familie

1. Brennnesselgewächse (Urticaceae)
2. Doldengewächse (Apiaceae)
3. Korbblütlergewächse (Asteraceae)
4. Lippenblütler (Lamiaceae)
5. Rosengewächse (Rosaceae)
6. Rötegewächse (Rubiaceae)
7. Walnussgewächse (Juglandaceae)
8. Zistrosengewächse (Cistaceae)

Besonderheiten/Volksnamen

1. chinesische Petersilie
2. Gerbstoffdroge Nr. 1
3. Heißgetränk
4. Herr des Eiters
5. Jupiters Eichel – göttliche Frucht
6. Nierenmittel Nr. 1
7. polyphenolreichste Pflanze Europas
8. Stofflieferant
9. verzauberte Prinzessin

verwendeter Pflanzenteil

1. Blatt
2. Carbo
3. frisches Blatt
4. Kraut
5. Kraut/Blatt
6. Wurzelstock
7. Wurzel

Wirkung

1. Abwehr von Grippeviren
2. adsorbierend
3. appetitanregend
4. bindet Schwermetalle
5. durchfallhemmend
6. harntreibend
7. Spezifikum bei Bleibelastung
8. Spezifikum bei Pestizidbelastung
9. stimuliert die Quecksilberausscheidung

10.3.3 Welche Pflanzen spielen bei der Ausleitung nach Dr. Klinghardt eine herausragende Rolle?

____

____

11 Heilpflanzen in der Frauenheilkunde

11.1 Menstruationsbeschwerden

11.1.1 Kurzsteckbrief des Frauenmantels – Füllen Sie die leeren Zellen der Tabelle aus.

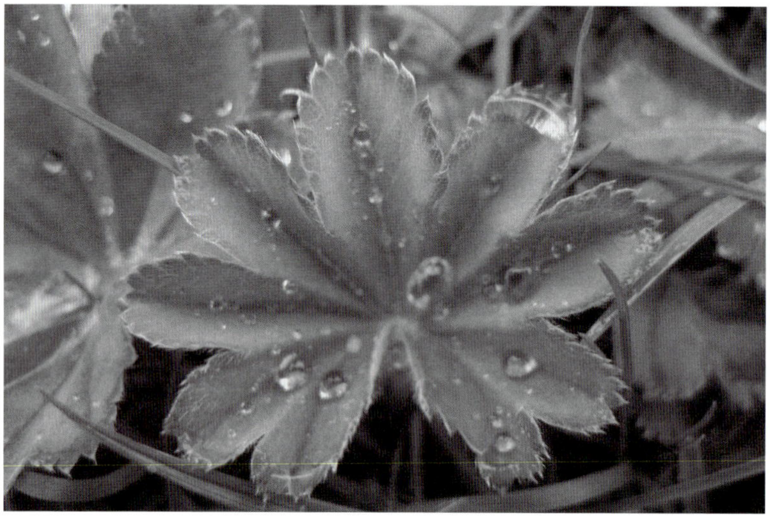

Abb. 11.1
Frauenmantel.

botanischer Name	
Pflanzenfamilie	
arzneilich verwendeter Pflanzenteil	
Hauptinhaltsstoffe	
Heilwirkung	
Nebenwirkungen	
Kontraindikationen	
Indikationsgebiete	
Darreichungsformen	
Anwendungsdauer	

11.1.2 Vervollständigen Sie die Tabelle mit den wichtigsten Heilpflanzen, die bei Dysmenorrhöe (schmerzhafter), Hypermenorrhöe (zu starker) und Hypo- oder Amenorrhöe (zu schwacher bis ausbleibender Blutung), Zyklusstörungen, prämenstruellem Syndrom (PMS) und den Wechseljahren zum Einsatz kommen. Kreuzen Sie die richtigen Antworten an.

Heilpflanze	Dysmenorrhöe	Hypermenorrhöe	Hypomenorrhöe	Zyklusstörungen	PMS	Wechseljahre

11.1.3 Welche Pflanzen wirken östrogen-, welche progesteronähnlich? Kreuzen Sie die richtigen Antworten an.

Heilpflanze	östrogenähnliche Wirkung	progesteronähnliche Wirkung
Frauenmantel		
Himbeerblätter		
Hopfen		
Mönchspfeffer		
Salbei		
Schafgarbe		
Schwarze Johannisbeerblätter		
Yams		

11.1.4 Kurzsteckbrief des Mönchspfeffers – Füllen Sie die leeren Zeilen der Tabelle aus.

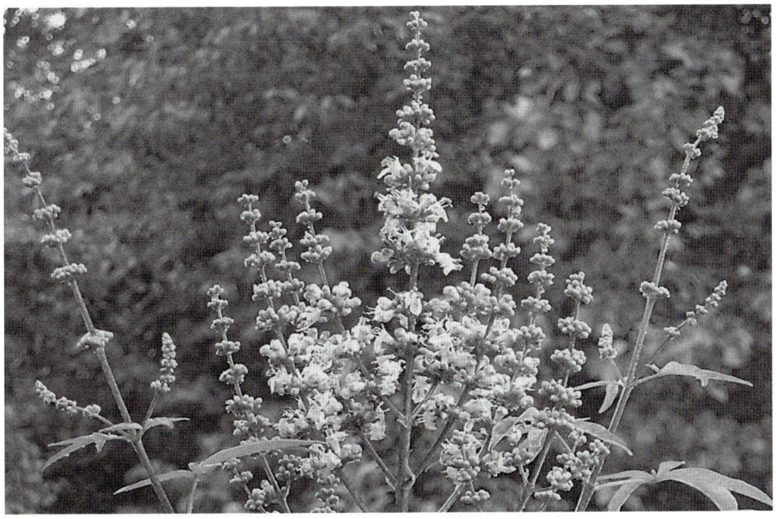

Abb. 11.2
Mönchspfeffer.

botanischer Name	
Pflanzenfamilie	
arzneilich verwendeter Pflanzenteil	
Hauptinhaltsstoffe	
Heilwirkung	
Nebenwirkungen	
Kontraindikationen	
Indikationsgebiete	
Darreichungsformen	
Anwendungsdauer	

11.2 Klimakterische Beschwerden

11.2.1 Füllen Sie die Textlücken aus.

Die größte Bedeutung bei klimakterischen Beschwerden haben Extrakte aus dem __________: In mehreren klinischen Studien wurde eine herausragende Besserung von Hitzewallungen, Schweißausbrüchen, Schlafstörungen, Stimmungslabilität, Trockenheit der Scheide sowie Muskel- und Gelenkschmerzen nachgewiesen. Zusätzlich schützt Cimifuga vor __________. Die therapeutische Wirksamkeit eines standardisierten Fertigarzneimittels ist vergleichbar mit einer __________. Erste spürbare Wirkungen sind nach ca. __________ zu erwarten. Nach 4–6-monatiger Einnahme eine mindestens 2-monatige Pause einlegen. Cimicifuga zeigt bis auf gelegentliche Magenbeschwerden __________ Nebenwirkungen.

11.2.2 Stellen Sie eine Teemischung aus drei Arzneidrogen für Wechseljahrsbeschwerden mit Hitzewallungen zusammen.

____

____

____

11.2.3 Kreuzworträtsel (inklusive Umlaute wie ä, ö, ü) – Das Lösungswort ergibt eine Göttin der griechischen Mythologie.

1. Als was wurde der Mönchspfeffer in der Antike v. a. eingesetzt?
2. beruhigende Pflanze mit östrogenähnlicher Wirkung
3. das „Krampfkraut" gegen schmerzhafte Menstruationsblutungen
4. die „Pflanze der Mütter"
5. lecker schmeckende östrogenausgleichende Heilpflanze
6. Welche Pflanze ist oft besetzt von kleinen Diademen?

7. Stolz wie eine Königin zeigt sie ihre silberne Kerzentraube.
8. Welche Pflanze besitzt den poetischen Namen „Augenbraue der Venus"?
9. Welche Pflanze lindert menstruationsbedingte Migräne?
10. Welche Pflanze wurde im Ersten Weltkrieg als Alternative zu Mutterkorn eingesetzt?

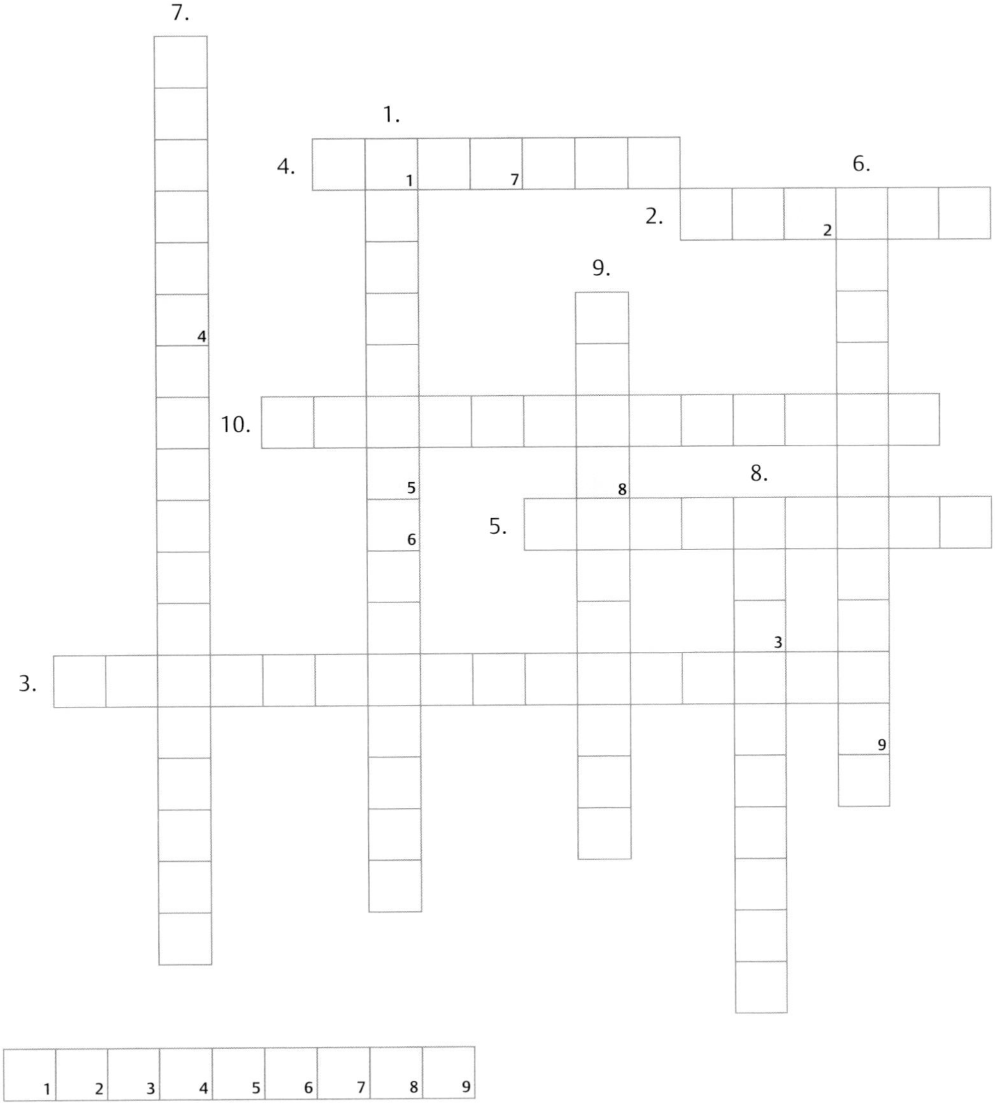

11.2.4 Welches ist die wichtigste Pflanze gegen Hitzewallungen? Wie kann sie – außer als Teezubereitung – noch eingesetzt werden?

____

____

11.2.5 Wie sollte der Tee getrunken werden?

____

Antworten

1 Darmerkrankungen

1.1 Blähungen

1.1.1 Klassische Karminativa

1. *Kümmel*
2. *Fenchel*
3. *Anis*

1.1.2 Einsatz von Karminativa

- *Meteorismus/Flatulenz*
- *Roemheld-Syndrom*
- *Gärungsdyspepsien (infektiöse Darmerkrankungen, Verdauungsstörungen v. a. der Galle, Obstipation, entzündliche Darmkrankheiten, bakterielle Fehlbesiedelung des Darmes, Nahrungsmittelallergien, Nabel- und Dreimonatskoliken der Kinder)*

1.1.3 Teezubereitung Karminativa

Die Früchte werden „contusa" verordnet, d. h. frisch zerdrückt oder zerquetscht.

1.1.4

Die häufigste Art der Teezubereitung ist ein *Infus*.

Zubereitung: Ein gestrichener TL getrocknetes Kraut mit *150–200 ml* kochendem Wasser übergießen und *3–10 min* ziehen lassen. Diese Art der Teezubereitung eignet sich für *zartere* Pflanzenteile wie z. B. *Blüten*, *Blätter* oder fein zerkleinerte *Wurzel- oder Rindendrogen*. Pflanzen mit gut wasserlöslichen Wirkstoffen wie *ätherische Öle*, Saponine, Bitterstoffe oder Alkaloide werden mit *heißem* Wasser aufgegossen und ziehen bei *geschlossenem* Deckel, damit die Wirkstoffe nicht mit dem Wasserdampf verloren gehen. Tees mit Flavonoiddrogen *10–20 min* ziehen lassen.

1.1.5 Kurzsteckbrief Fenchel

botanischer Name	*Foeniculum vulgare*
Pflanzenfamilie	*Doldenblütler*
arzneilich verwendeter Pflanzenteil	*Frucht (Foeniculi fructus)*
Hauptinhaltsstoffe	*2–5 % ätherisches Öl mit Anethol und Fenchon, fettes Öl, Eiweiß, Flavonoide*
Heilwirkung	*blähungshemmend, krampflösend, appetitanregend, Förderung der Magensekretion und der Magen-Darm-Motilität; auswurffördernd, keimhemmend im Bronchialbereich, erhöht die Aktivität der Flimmerhärchen, schleimlösend*
Nebenwirkungen	*für Teezubereitungen nicht bekannt*

Kontraindikationen	*nicht bekannt*
Indikationsgebiete	*dyspeptische Beschwerden wie leichte krampfartige Magen-Darm-Beschwerden, Völlegefühl, Blähungen; Katarrhe der oberen Luftwege; Säuglingsdyspepsie mit Durchfall; als krampflösendes und blähungshemmendes Mittel insbesondere bei Säuglingen und Kleinkindern, als schleimlösendes Mittel bei Erkältungskrankheiten v. a. bei Kindern (Fenchelhonig), zur Appetitanregung (Aperitif) und als Geschmackskorrigens*
Darreichungsformen	*Tee, Fenchelhonig, Fenchelsirup, Aperitif, Fertigpräparate*

1.2 Durchfall

1.2.1 Heilpflanzen bei Diarrhöen

Gerbstoffdrogen	*Blutwurz, Brombeere, Eichenrinde, Frauenmantel, Gänsefingerkraut, Heidelbeere, Teestrauch*
Quellstoffe	*Flohsamen, Leinsamen*
Adsorbenzien	*Kaffeekohle*
Antiphlogistika	*Kamille*
peristaltikhemmende Drogen	*Uzarawurzel*
Pektine	*Äpfel, Bananen, Karotten*

1.2.2 Wirkmechanismen Gerbstoffe

- Gerbstoffe wirken *zusammenziehend* (*adstringierend*) durch die Ausfällung von *Eiweißen* .
- Dadurch *verfestigt* und verdichtet sich die obere Schicht der Schleimhaut.
- Die Schleimhaut wird so vor dem Eindringen von *Bakterien* und Pilzen geschützt. Des Weiteren wird die *Bakterienzelle* selbst geschädigt, da sie einen ungünstigen Nährboden vorfindet.
- Es kommt zu einer *Verminderung* (*Reduktion*) des Flüssigkeitsaustritts in den Darm.
- Die entzündeten oder verletzten Bereiche werden bedingt durch die Adstriktion mit einer *Schutzschicht* (*Koagulationsschicht*) belegt.
- Außerdem bewirkt die Schrumpfung der Schleimhäute eine Mangeldurchblutung, die die Hautnerven in ihrer Funktion beeinträchtigt. Es kommt somit zur *Betäubung* (*Lokalanästhesie*) und zur *Schmerzlinderung* .
- Bedingt durch die Adstriktion ziehen sich die feinen Blutgefäße zusammen. Es tritt eine *Blutstillung* ein.

1.2.3 Kurzsteckbrief Blutwurz

botanischer Name	*Potentilla erecta*
Pflanzenfamilie	*Rosengewächse*
arzneilich verwendeter Pflanzenteil	*Wurzelstock (Tormentillae rhizoma)*
Hauptinhaltsstoffe	*Gerbstoffe (Catechingerbstoffe 15–20 %)*

Heilwirkung	*zusammenziehend, stopfend, blutstillend, keimhemmend, schmerzlindernd*
Nebenwirkungen	*Bei empfindlichen Personen können Magenreizungen und Erbrechen auftreten.*
Kontraindikationen	*nicht bekannt*
Indikationsgebiete	*Durchfallerkrankungen (auch blutige und kolikartige), begleitend bei Colitis ulcerosa und Morbus Crohn, leichte Schleimhautentzündungen im Mund- und Rachenraum*
Darreichungsformen	*Tee, pulverisierte Droge, Tinktur*
Anwendungsdauer	*nicht länger als 7 Tage* *Sollten Durchfälle länger als 3–4 Tage anhalten, ist ein Arzt aufzusuchen.*

1.2.4

Name	**lateinischer Name**	**Geschichte/Mythologie/ Volksnamen/ Besonderheiten**	**Wirkung**
Apfel	**5.** *Malus sylvestris var. domestica*	**5.** *galt seit Urzeiten als Sinnbild des Vollkommenen*	**6.** *schleimhautschützend, adsorbiert Gifte und Krankheitskeime, hemmt eine abnorme Darmflora*
Brombeere	**8.** *Rubus fruticosum*	**4.** *Die fermentierten Blätter ergeben einen köstlichen Haustee.*	**5.** *mild zusammenziehend, stopfend; entzündungshemmend auf Haut und Schleimhaut*
Eichenrinde	**7.** *Quercus robur*	**8.** *Hierbei handelt es sich um einen uralten Kultbaum aus der Familie der Buchengewächse.*	**8.** *starke Gerbstoffdroge; äußerlich auch gegen Herpesviren wirksam*
Frauenmantel	**1.** *Alchemilla xanthochlora*	**1.** *Alchemisten versuchten, aus den schillernden Tropfen den Stein der Weisen herzustellen.*	**4.** *entzündungshemmend, leicht krampflindernd, zusammenziehend, bei dysmenorrhoischen Beschwerden*
Gänsefingerkraut	**6.** *Potentilla anserina*	**9.** *wächst gerne dort, wo Gänse den Boden festtreten*	**9.** *zusammenziehend, leicht stopfend, entzündungshemmend; das „Krampfkraut“ bei Menstruationsbeschwerden*
Johanniskraut	**4.** *Hypericum perforatum*	**3.** *Die Blätter sehen aus wie „perforiert“.*	**3.** *durchfallhemmend, wundheilungsfördernd, stimmungsaufhellend*
Kaffeekohle	**3.** *Carbo coffeae*	**6.** *gehört zur Familie der Rötegewächse*	**7.** *stark adsorbierend, zusammenziehend, sekretionsmindernd, entzündungs- und durchfallhemmend*
Teestrauch	**2.** *Camellia sinensis*	**7.** *Teetrinkern bekannt als anregendes Genussmittel.*	**2.** *durchfallhemmend bei einer Ziehdauer von 10 min, sonst anregend*
Uzarawurzel	**9.** *Xysmalobium undulatum*	**2.** *Das Wissen über die Heilkraft geht zurück auf die Hottentotten.*	**1.** *durchfall- und peristaltikhemmend, krampflösend, brechreizlindernd, digitalisähnliche Wirkungen*

1.3 Verstopfung

1.3.1 Heilpflanzen und Wirkstoffgruppen

Aloe-Extrakt	dünndarmwirksames fettes Öl
Faulbaumrinde	Füll- und Quellstoffdrogen
Feigen	Anthranoiddrogen
Flohsamen	osmotisch wirksame Laxanzien
Leinsamen	
Pflaumen	
Rhabarberwurzel	
Rizinusöl	
Sennesblätter und -früchte	

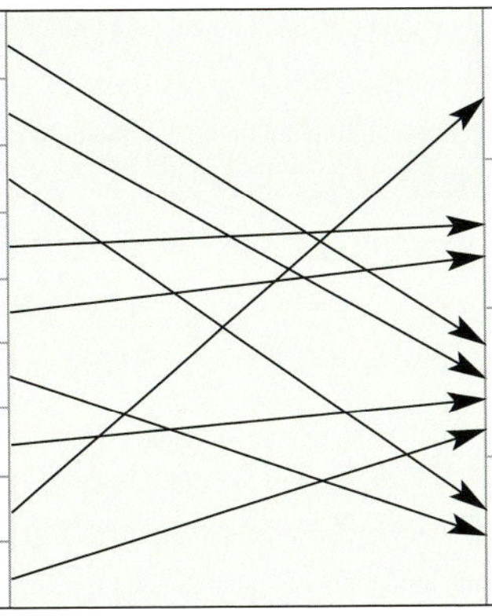

1.3.2

Mittel der ersten Wahl bei Obstipation sind die *Füll* - und *Quellstoff* drogen. Sie müssen mit ausreichend *Flüssigkeit* (1:10) eingenommen werden und haben kaum *Nebenwirkungen* . Der Erfolg setzt jedoch nicht sofort ein, sondern erst nach ca. *2–4 Wochen* . Die stärker wirkenden *Anthranoid* drogen gelten als Laxanzien im eigentlichen Sinne, da ihre Wirkung *chemisch* und nicht physikalisch bedingt ist. Die Wirkung tritt bereits nach ca. *8 Stunden* ein, weshalb sie bei der Selbstmedikation an erster Stelle stehen. Aufgrund ihrer Nebenwirkungen sollten sie nicht länger als *8–10 Tage* verordnet werden.

1.3.3 Kontraindikationen Anthranoiddrogen

akute Obstipation	
Darmreinigung vor diagnostischen Untersuchungen	
Dickdarmkrebs	*X*
entzündlichen Darmerkrankungen	*X*
Hypertonie	
Schwangerschaft	*X*

1.3.4 Kurzsteckbrief Lein

botanischer Name	*Linum usitatissimum*
Pflanzenfamilie	*Leingewächse (Linaceae)*
arzneilich verwendeter Pflanzenteil	*Samen (Lini semen)*
Hauptinhaltsstoffe	*Schleimstoffe 12 %, Ballaststoffe, fettes Öl, Eiweiß*
Heilwirkung	*stuhlregulierend, peristaltikanregend, schleimhautschützend*

Nebenwirkungen	*Bei korrekter Dosierung und Flüssigkeitszufuhr sind keine bekannt. Eine verminderte Resorption ist wie bei jedem Mucilaginosum möglich. Aus diesem Grund sollten andere Medikamente erst 30–60 min später eingenommen werden. Leinsamen sollten nicht zusammen mit Milch eingenommen werden, weil Milch nicht in die Schleimstoffe eingelagert wird, und es dadurch zu keiner Quellung kommen kann. Bei insulinpflichtigen Diabetikern kann eine Reduzierung der Dosis notwendig werden.*
Kontraindikationen	*Darmtumore, Ileus oder Strikturen*
Dosierung	*2–3× tägl. 1–2 EL ganze bzw. „aufgebrochene" Samen zwischen den Mahlzeiten mit je 150 ml Flüssigkeit pro EL Samen einnehmen.*
Indikationsgebiete	*Verstopfung, durch Abführmittel geschädigtes Kolon, Colon irritabile, Divertikulose, bei Gastritis und Enteritis als Schleimzubereitung; auch bei Durchfall als Schleimhautschutz*
Darreichungsformen	*Bei Obstipation sind ganze bzw. „aufgebrochene" Leinsamen zu verwenden. Der Leinsamen soll im Darm quellen, damit ein optimaler Dehnungsreiz entsteht. Bei Gastritis dagegen lässt man die Samen „in der Tasse" quellen.*

1.3.5

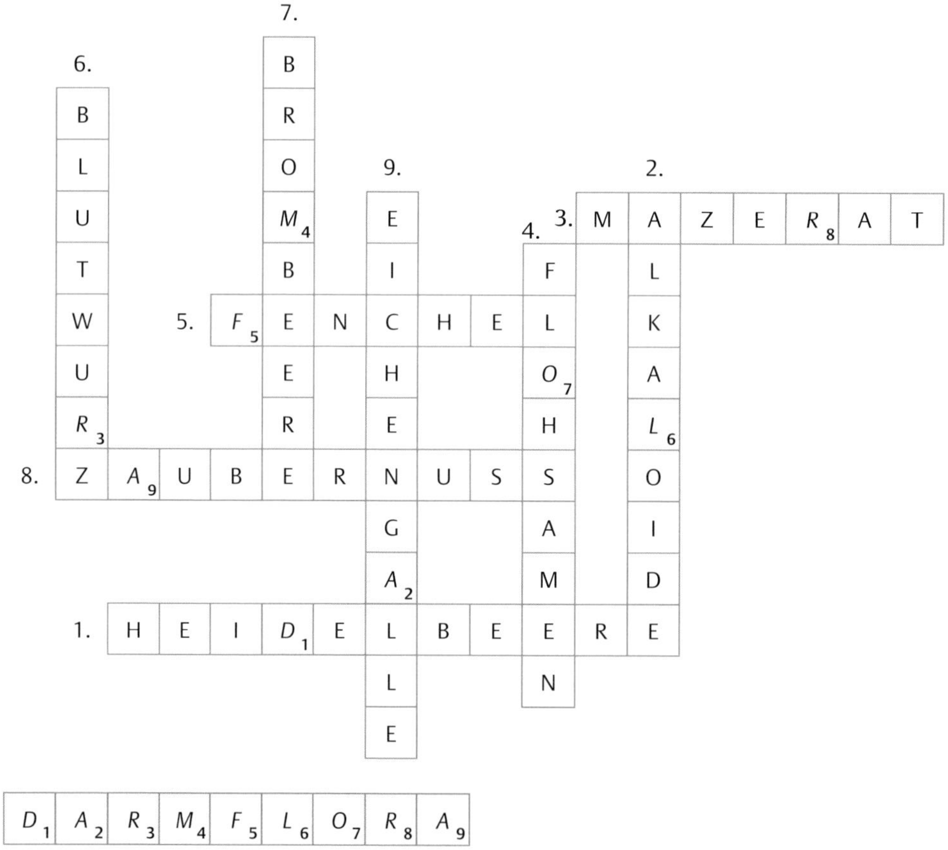

2 Magenerkrankungen

2.1 Akute Magenerkrankungen

2.1.1 Heilpflanzen bei Reisekrankheit

Heilpflanze	Zubereitungsarten
Ingwer	• *Tee (pur oder mit Pfefferminze)* • *1 TL getrockneter Ingwer oder ½ TL frisch geriebener Ingwer in 1 Glas Apfelsaft* • *kandierter Ingwer (in Maßen)* • *Riechkissen (mit Minze, Melisse und/oder Fenchel)* • *Fertigarzneimittel*
Pfefferminze	• *Tee (pur oder mit Ingwer)* • *Pfefferminzplätzchen (Menthae piperitae rotulae)* • *Riechkissen (mit Ingwer, Melisse und/oder Fenchel)* • *Tinktur* • *Riechen am ätherischen Öl (auf dem Taschentuch)*

2.1.2 Namensgeschichte Pfefferminze

Pfefferminze: In den alten und berühmten Kräuterbüchern ist die Pfefferminze nicht zu finden; wahrscheinlich entstand sie im 17. Jahrhundert als eine spontane Kreuzung aus drei verschiedenen Minzarten. Diesen „natürlichen Dreifach-Bastard“ entdeckte der Biologe John Ray 1696 in einem englischen Garten und nannte ihn wegen seines scharfen Geschmacks „Peppermint“.
Mentha: Nach einer Sage von Ovid sind die vielen Minzearten aus dem Leib der schönen Nymphe Mentha entstanden. Persephone hatte Mentha, nach einer Liaison mit ihrem Mann Hades, aus Eifersucht in 1000 Stücke zerrissen. Diese wurden von Hades heimlich aufgesammelt und im griechischen Gebirge auf die Erde gestreut. Im nächsten Frühjahr wuchsen an dieser Stelle lauter duftende Minzen.

2.1.3 Heilpflanzen bei akuten Magenerkrankungen

- *Artischocke, Cynara cardunculus (Folium)*
- *Gänsefingerkraut, Potentilla anserina (Herba)*
- *Ingwer, Zingiber officinale (Rhizoma)*
- *Kamille, Matricaria recutita (Flos)*
- *Melisse, Melissa officinalis (Folium)*
- *Pfefferminze, Mentha x piperita (Folium)*

2.1.4 Kurzsteckbrief Kamille

botanischer Name	*Matricaria recutita*
Pflanzenfamilie	*Korbblütler (Asteraceae)*
arzneilich verwendeter Pflanzenteil	*Blüte (Matricariae flos)*
Hauptinhaltsstoffe	*ätherisches Öl (Chamazulen, α-Bisabolol), Cumarine, bis 10% Schleimstoffe, Flavonoide*
Heilwirkung	*innerlich: entzündungshemmend, krampflösend, entblähend, ulkusprotektiv (das α-Bisabolol des ätherischen Öles hemmt spezifisch die Pepsinsekretion im Magen), mild beruhigend, reizmildernd, keimwidrig* *äußerlich: wundheilungs- und granulationsfördernd, entzündungshemmend, mild schmerzlindernd, antibiotisch, antimykotisch, antiviral und desodorierend, immunstimulierend*

Nebenwirkungen	*Selten(!) sind allergische Reaktionen wie Kontaktallergien, Schnupfen, Asthma, Hautirritationen*
Kontraindikationen	*Allergie gegen Korbblütler*
Indikationsgebiete	*innerlich: Magen-Darm-Beschwerden mit Krämpfen, Reizmagen, Blähungen, Brechreiz, Gastritis, Magengeschwüre (Rollkur), Menstruationsbeschwerden, Unruhe* *äußerlich: schlecht heilende Wunden, Hautentzündung, Abszess, Furunkel, Panaritium, Ulcus cruris, Hämorrhoiden, Analfissur, Erkrankungen im Genitalbereich, Akne, Erkältungskrankheiten*
Darreichungsformen	*Tee, Tinktur, Extrakte, Öl, Hydrolat, Präparate, Bäder, Kissen*

2.1.5 Kurzsteckbrief Pfefferminze

botanischer Name	*Mentha x piperita*
Pflanzenfamilie	*Lippenblütler (Lamiaceae)*
arzneilich verwendeter Pflanzenteil	*Blatt (Menthae piperitae folium)*
Hauptinhaltsstoffe	*ätherisches Öl (Hauptbestandteil: Menthol), Flavonoide und Gerbstoffe*
Heilwirkung	*brechreizlindernd, gallenflussfördernd, gärungswidrig, verdauungsfördernd, krampflösend, schmerzlindernd (Menthol blockiert die Schmerzrezeptoren der Magenschleimhaut), antiseptisch*
Nebenwirkungen	*Blatt: Magenreizungen bei zu langer Anwendung* *Öl: bei empfindlichen Patienten Magenbeschwerden*
Kontraindikationen	*Blatt: bei Gallensteinleiden nur nach ärztlicher Rücksprache* *Öl: nicht bei Verschluss der Gallenwege, Gallenblasenentzündungen oder schweren Leberschäden* *Pfefferminzölhaltige Zubereitungen sollten nicht bei Säuglingen und Kleinkindern angewendet werden.*
Indikationsgebiete	*innerlich: Übelkeit, Erbrechen, Reisekrankheit, krampfartige Magenbeschwerden, Gallenleiden, Gärungsdyspepsien, verdorbener Magen, Schluckauf und funktionelle Oberbauchbeschwerden* *äußerlich: Kopfschmerzen (Öl)*
Darreichungsformen	*Tee, Tinktur, Likör, Fertigpräparate*

2.2 Verdauungsstörungen – funktionelle Dyspepsie

2.2.1 Es gibt verschiedene Bittermittel:

- solche, bei denen die allgemein *tonisierende* Bitterwirkung im Vordergrund steht: Amara tonica, pura oder simplex genannt,
- solche mit *ätherischen Ölen*: Amara aromatica,
- mit *Scharfstoffen*: Amara acria und
- mit *Schleimstoffen*: Amara mucilaginosa.

2.2.2

Amara tonica	Amara aromatica	Amara acria	Amara mucilaginosa
Artischocke *Enzian* *Löwenzahn* *Tausendgüldenkraut*	*Engelwurz* *Pomeranze* *Schafgarbe* *Wermut*	*Galgant* *Gelbwurz* *Ingwer*	*Isländisches Moos*

2.3 Sodbrennen, chronische Gastritis, Magen- und Zwölffingerdarmgeschwür

2.3.1

	richtig	falsch
Die Selbstmedikation nimmt bei Verdauungsbeschwerden einen großen Stellenwert ein.	*X*	
Arzneiteemischungen für den Magen sollten heiß getrunken werden. *Richtig: Arzneiteemischungen für den Magen sollten körperwarm, also weder heiß noch kalt, getrunken werden.*		*X*
Heilpflanzen bei chronischen Erkrankungen müssen über eine längere Zeitspanne hinweg angewendet werden, um ihre volle Heilkraft zu entfalten.	*X*	

2.3.2

Mucilaginosa	ulkusprotektive Pflanzen	Antiphlogistika	Spasmolytika	Sedativa	Antiemetika
Eibisch	*Kamille*	*Kamille*	*Gänsefingerkraut*	*Baldrian*	*Pfefferminze*
Leinsamen	*Kohl*	*Ringelblume*	*Kamille*	*Lavendel*	
Malve	*Süßholz*	*Sanddorn*		*Melisse*	
		Schafgarbe			
		Süßholz			

2.4 Bitterstoffe

2.4.1

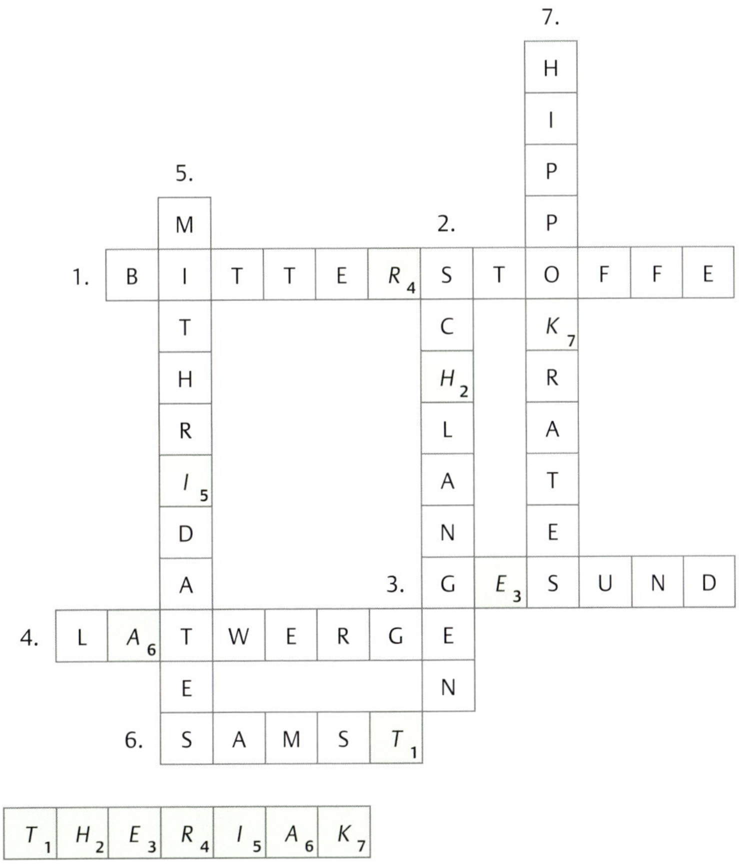

2.4.2 Bitterwert

Ein Bitterwert von 1000 bedeutet, dass ein Extrakt von *1 g* Droge in *1000 ml* Wasser gerade noch bitter schmeckt.

2.4.3 Kontraindikationen Bitterstoffe

- *Hyperazidität des Magens*
- *Ulcus ventriculi und Ulcus duodeni (bei einem Bitterwert über 10 000)*
- *Gallensteine (bei hohem Bitterwert)*

2.4.4 Wirkungen Bitterstoffe

appetitanregend	X
auswurffördernd	
blutbildungsunterstützend	X
blutstillend	
cholagog	X
energiesteigernd	X
entzündungshemmend	
fiebersenkend	X
gastrinfreisetzend	X
herzstärkend	X
karminativ	X

keimhemmend	
lokalanästhesierend	
pankreassekretionsfördernd	X
peristaltikanregend	X
resorptionsfördernd	X
schleimhautschützend	
sekretionsfördernd	X
stopfend	
tonisierend	X
zusammenziehend, austrocknend	

2.4.5 Bei Appetitlosigkeit erfolgt die Einnahme von Bitterstoffen ca. 30 min *vor* dem Essen, bei Verdauungsstörungen 30 min *nach* dem Essen. Die Bitterwirkung beginnt im *Mund*, also nicht süßen, außer mit z. B. *Süßholz*. Das macht das Bittere angenehm, verändert aber die Wirkung nicht.

Bitterstoffe wirken dosisabhängig, die individuelle Dosis ist sehr unterschiedlich und kann nur selbst bestimmt werden:

- Wenig Bitterstoffe wirken *stark* appetitanregend bei Patienten mit Appetitlosigkeit und verminderter Magensaftsekretion.
- Eine höhere Dosis Bitterstoffe hat im Vergleich eine *geringere* Wirkung.
- Eine hohe Dosis Bitterstoffe zeigt *keine* Wirkung.
- Eine Überdosis Bitterstoffe bewirkt eine *Verlangsamung* der Verdauungstätigkeit.

Bittermischungen sollten immer wieder geändert werden, weil nach *3–5 Wochen* eine Gewöhnung an die Droge einsetzt und damit die Wirkung nachlässt.

3 Leber – Galle – Pankreas

3.1 Erkrankungen der Leber

3.1.1 Leberpflanzen

- *Artischocke*
- *Gelbwurz*
- *Mariendistel*
- *Schafgarbe*

3.1.2 Einsatz von Leberpflanzen

- *Hepatitis, Leberzirrhose, Hyperlipidämie/Hypercholeasterinämie, Entgiftungskuren, Obstipation, Verdauungsbeschwerden; adjuvant als Leberschutz bei medikamentöser Therapie*
- *hormonelle Dysregulation*
- *depressive Verstimmungszustände*

3.1.3 Durchführung Leberwickel

Feuchtwarmer Leberwickel: 6 EL Schafgarbenblüten mit ½ l heißem Wasser überbrühen, 10 min bedeckt ziehen lassen und in eine Schüssel abgießen. Noch 1 l heißes Wasser zugießen. Ein Wickelinnentuch (Geschirrtuch, Stoffwindel) hineinlegen und mit dem Sud tränken. Kräftig auswringen und noch heiß (Achtung Verbrühungsgefahr!) auf den rechten Oberbauch legen. Mit einem Frotteetuch bedecken, einen Wollschal fest darum wickeln und eventuell noch eine Wärmflasche auflegen. Ungefähr 30 min liegen lassen, danach 20 min nachruhen.

3.1.4 Antidot bei Knollenblätterpilzvergiftung

Silymarin, aus der Mariendistel

3.1.5 Kurzsteckbrief Mariendistel

botanischer Name	*Silybum marianum*
Pflanzenfamilie	*Korbblütler*
arzneilich verwendeter Pflanzenteil	*Frucht (Cardui mariani fructus)*
Hauptinhaltsstoffe	*Flavonoide (Silymarin)*
Heilwirkung	*leberzellschützend, leberzellregenerierend, regt die Bildung neuer Leberzellen an* *Silymarin ist ein Antidot bei Knollenblätterpilzvergiftung.*
Nebenwirkungen	*selten: Stuhlverflüssigung*
Kontraindikationen	*keine bekannt*
Indikationsgebiete	*Vorbeugung und Therapie bei Leberschäden*
Darreichungsformen	*Droge: bei Verdauungsbeschwerden und präventiv* *Fertigpräparate: bei toxischen Leberschäden, Fettleber, adjuvant bei chronisch-entzündlichen Lebererkrankungen und Leberzirrhose*

3.2 Erkrankungen der Gallenblase und Gallenwege

3.2.1 Cholagog wirkende Pflanzen

- *Artischocke*
- *Benediktenkraut*
- *Boldo*
- *Erdrauch*
- *Galgant*
- *Gelbwurz*
- *Ingwer*
- *Koriander*
- *Löwenzahn*
- *Pfefferminze*
- *Odermennig*
- *Rettich*
- *Rosmarin*
- *Schafgarbe*
- *Schöllkraut*
- *Wegwarte*
- *Wermut*

3.2.2 Pflanzliche Inhaltsstoffe mit cholagoger Wirkung

Schleimstoffe	
Bitterstoffe	X
Gerbstoffe	
ätherische Öle	X
Scharfstoffe	X
Pektine	
Alkaloide	X
Flavonoide	

3.2.3 Gallenteebestandteile mit beruhigender Wirkung

- *Baldrian*
- *Hopfen*
- *Kamille*
- *Lavendel*
- *Melisse*
- *Passionsblume*

3.3 Erkrankungen der Bauchspeicheldrüse

3.3.1 Heilpflanzen zur Pankreasanregung

- *Haronga*
- *Bitterstoffdrogen: Enzian, Tausendgüldenkraut, Wermut*

3.3.2 Die „große Pankreaspflanze"

Haronga, Harungana madagascariensis

3.3.3 Enzymtherapeutika

- *Ananas*
- *Papaya*

3.4 Flavonoide

3.4.1 Flavonoiddrogen

- *Ackerschachtelhalm*
- *Arnika*
- *Birke*
- *Buchweizen*
- *Ginkgo*
- *Goldrute*
- *Hauhechel*
- *Holunder*
- *Johanniskraut*
- *Kamille*
- *Königskerze*
- *Lindenblüten*
- *Mädesüß*
- *Mariendistel*
- *Pomeranze*
- *Ringelblume*
- *Rosskastanie*
- *Sanddorn*
- *Steinklee*
- *Stiefmütterchen*
- *Süßholz*
- *Vogelknöterich*
- *Waldmeister*
- *Walnuss*
- *Weinraute*
- *Weißdorn*
- *Zaubernuss*

3.4.2 Wirkungen Flavonoide

antioxidativ	*X*
auswurffördernd	
durchblutungsfördernd	*X*
entzündungshemmend	*X*
herzstärkend	*X*
leberzellschützend	*X*
lokalanästhesierend	
schleimhautschützend	
schweißhemmend	
schweißtreibend	*X*
stimmungsaufhellend	*X*

3.4.3 Zubereitung Flavonoiddrogen

Flavonoiddrogen sind als Heißwasseraufguss zuzubereiten und müssen lange ziehen (z. B. Goldrute 20–30 min).

4 Atemwegserkrankungen

4.1 Erkältungskrankheiten, grippaler Infekt

4.1.1 Heilpflanzen bei Erkältung

Diaphoretika: schweißtreibende Pflanzen wie die Linde, Tilia cordata/-platyphyllos (Flos) und der Schwarze Holunder, Sambucus nigra (Flos)

4.1.2 Kurzsteckbrief Holunder

botanischer Name	*Sambucus nigra*
Pflanzenfamilie	*Geißblattgewächse (Caprifoliaceae)*
arzneilich verwendeter Pflanzenteil	*Blüte (Sambuci flos)*
Hauptinhaltsstoffe	*Flavonoide (Rutin, Isoquercitrin, Hyperosid), bis 0,2 % ätherisches Öl, Chlorogensäure, Kaffeesäureester, Gerbstoffe, Phytosterine, Schleime*
Heilwirkung	*schweißtreibend (beeinflusst das Wärmeregulationszentrum im Gehirn), sekretolytisch (verbessert die Bronchialsekretion), entzündungshemmend, erhöht die Widerstandskraft gegen Infekte, schwach harntreibend*
Nebenwirkungen	*nicht bekannt*
Kontraindikationen	*nicht bekannt*
Indikationsgebiete	*schweißtreibendes Mittel bei Erkältungskrankheiten; zur unspezifischen Resistenzsteigerung, bei zur Chronifizierung neigenden Atemwegsentzündungen, fieberhafte grippale Infekte ohne Schweiß, chronische Sinusitis*
Darreichungsformen	*Tee (zu Beginn der Erkältung!), Schwitzkur (½ l Tee und gleichzeitig Holunderblütenbad oder -fußbad, am Nachmittag/Abend besonders wirksam, anschließend Bettruhe), Holunderblütenlimonade, „Fiebertee" (mit Holunderblütentee verdünnter Holunderbeersaft)*

4.2 Resistenzsteigerung bei Infektanfälligkeit

4.2.1 Resistenzsteigernde Heilpflanzen

- *Blassfarbene Kegelblume, Echinacea pallida (Radix)*
- *Roter Sonnenhut/Purpursonnenhut, Echinacea purpurea (Herba)*
- *Wasserhanf/Wasserdost, Eupatorium perfoliatum (Herba)*

mit Vitamin-C

- *Hundsrose/Hagebutte, Rosa canina (Fructus cum semine)*
- *Sanddorn, Hippophae rhamnoides (Fructus)*
- *Schwarze Johannisbeere, Ribes nigrum (Fructus)*

4.2.2 Kurzsteckbrief Roter Sonnenhut

botanischer Name	*Echinacea purpurea*
Pflanzenfamilie	*Korbblütler (Asteraceae)*
arzneilich verwendeter Pflanzenteil	*Kraut (Echinacea purpurea herba)*
Hauptinhaltsstoffe	*Cichoriensäure, Polysaccharide, Polyacytylene, Alkamide, Flavonoide, ätherisches Öl*
Heilwirkung	*innerlich: keimhemmend, antiviral, fiebererzeugend, antiinfektiös und antiphlogistisch; steigert die Leukozytenzahl und die unspezifische Abwehr, aktiviert die Phagozytoseleistung der Granulozyten; Immunmodulatoren innerhalb des Echinacea-Wirkstoff-Komplexes aktivieren das unspezifische Immunsystem und erhöhen die immunologische Widerstandskraft.* *äußerlich: wundheilungsfördernd, keimhemmend, antiviral und entzündungshemmend; fördert die Granulation, Wundheilung und Epithelialisierung*
Nebenwirkungen	*bei parenteraler Anwendung (obsolet) dosisabhängig allergische Reaktionen*
Kontraindikationen	*progrediente Systemerkrankungen: Tuberkulose, Leukosen, Kollagenosen, Multiple Sklerose, AIDS-Erkrankungen, HIV-Infektion u. a. Autoimmunerkrankungen; Neigung zu Allergien, besonders gegen Korbblütler; Schwangerschaft*
Indikationsgebiete	*innerlich: unterstützende Behandlung chronisch-rezidivierender Harn- und Atemwegsinfekte: Erkältungskrankheiten, Schnupfen, Nasennebenhöhlenerkrankungen, Halsentzündungen, Infektanfälligkeit und als Begleitmittel zur Antibiotikumtherapie* *Echinacea kann den Ausbruch oder das Vollbild der Erkältung verhindern und lässt schneller gesunden. Infektionen werden problemloser überwunden, Rezidive seltener und die Infektanfälligkeit verringert.* *äußerlich: schlecht heilende, oberflächliche reaktionsarme oder ältere Wunden, Herpes simplex, Abszesse, Furunkel, Nagelbettentzündung; langwierige bzw. schlecht heilende Ekzeme, Neurodermitis, Schuppenflechte und Beingeschwüre*
Darreichungsformen	*Fertigpräparate, Frischpflanzenpresssaft, Salbe*
Anwendungsdauer	*Wichtig ist eine intermittierende Anwendung, weil eine andauernde Immunstimulation inhibitorisch („bremsend“) auf die Immunstimulation wirkt, also zu einer Immunsuppression führt. Insgesamt nicht länger als 8 Wochen einnehmen. Nach jüngeren Auflagen des Bundesinstituts für Arzneimittel und Medizinprodukte (BfArM) soll die Anwendung nicht länger als 2 Wochen dauern, danach muss eine Pause von 2 Wochen folgen.*

4.3 Pflanzliche „Antibiotika“, Phytobiotika

4.3.1 Vorteile pflanzlicher „Antibiotika“:

- Sie wirken häufig gleichzeitig gegen *Viren* und *Bakterien* .
- Sie wirken im Gegensatz zu synthetischen Antibiotika auch *abwehrstärkend* .
- Sie verfügen folglich über äußerst komplexe Wirkmechanismen, die eine *Resistenzbildung* nahezu unmöglich erscheinen lassen.

4.4 Bronchitis und Husten

4.4.1 Grundsätzlich wird bei der Therapie des Hustens unterschieden zwischen:

- Heilpflanzen bei verschleimtem, *produktivem* Husten.
  Hier braucht es Expektoranzien mit den Wirkstoffen *Aromatika* und *Saponine*.
- Heilpflanzen bei trockenem, unproduktivem Husten, dem sog. *Reizhusten*.
  Hier braucht es Hustenreizlinderung durch *Schleimdrogen*.

4.5 Reizhusten, trockener, unproduktiver Husten – Hustenreizlinderung durch Schleimdrogen

4.5.1

	richtig	falsch
Schleimdrogen werden als Tee unbedingt in großen Schlucken eingenommen. *Richtig: Schleimdrogen werden als Tee ständig in kleinen Schlückchen eingenommen, damit die gereizten Schleimhäute immer wieder benetzt werden.*		*X*
Schleimpflanzen können bedenkenlos mit anderen Arzneimitteln eingenommen werden. *Richtig: Schleimpflanzen dürfen nicht zusammen mit herzwirksamen Glykosiden oder anderen Arzneimitteln geringer therapeutischer Breite eingenommen werden, weil dadurch deren Resorption vermindert sein kann. Die Medikamente erst 30–60 min später einnehmen.*		*X*
Hustentees sollten mit Honig gesüßt getrunken werden. Die Geschmacksknospen im Mund, die für „süß“ zuständig sind, reizen die parasympathisch sensiblen Nerven und steigern dadurch die Bronchialsekretion.	*X*	

4.5.2

Name	lateinischer Name	Geschichte/Mythologie/ Volksnamen	Wirkung
Eibisch	**1.** *Althaea officinalis*	**1.** *Bereits die Priesterinnen des Apollon sollen sich diese Salbe auf die Fußsohlen gestrichen haben, bevor sie zu Ehren des Gottes über glühende Kohlen liefen.*	**4.** *Die Wurzelstückchen galten früher als die ältesten Hustenbonbons gegen Reizhusten.*
Huflattich	**6.** *Tussilago farfara*	**4.** *Der lateinische Name der Pflanze bedeutet soviel wie: „Ich vertreibe den Husten.“*	**2.** *Der hohe Salpetergehalt senkt die Krampfbereitschaft der Bronchien und löst den zähen Hustenschleim.*
Isländisches Moos	**2.** *Cetraria islandica*	**5.** *Diese Pflanze ist eine über die ganze Welt verbreitete schleimhaltige Flechte.*	**6.** *In den letzten Jahren wiesen Forscher In-vitro-Aktivitäten gegen Helicobacter pylori und Staphylococcus aureus nach.*

Name	lateinischer Name	Geschichte/Mythologie/ Volksnamen	Wirkung
Königskerze	**7.** *Verbascum densiflorum/ -phlomoides*	**2.** *Den stattlichen Fruchtstand tauchte man im Mittelalter in Pech oder Wachs und verwendete ihn als gut brennende Fackel.*	**3.** *Die Schleime ergänzen sich im Hustentee hervorragend mit der auswurffördernden und sekretlösenden Wirkung der Saponine.*
Linde	**5.** *Tilia cordata/ -platyphyllos*	**7.** *Schon in alten Zeiten versammelte sich unter ihren schleimhaltigen Blättern das Volk zu Tanz und Spiel, um Feste zu feiern und Geschichten zu erzählen.*	**7.** *Seine schweißtreibende Eigenschaft macht ihn zu einem probaten Mittel bei Erkältungskrankheiten.*
Malve	**3.** *Malva neglecta/ -sylvestris*	**6.** *Ihrer großen Heilkraft wegen nannte man sie im Mittelalter „Omnimorbia", die Heilpflanze für alle Krankheiten.*	**1.** *Aufgrund ihres hohen Schleimgehalts (Blüten 10%/Blätter 8%) wirkt sie reizlindernd bei Schleimhautentzündungen.*
Spitzwegerich	**4.** *Plantago lanceolata*	**3.** *der „fürstliche Wegbegleiter"*	**5.** *Durch die qualitative und quantitative Wirkstoffkombination aus Schleimstoffen, Gerbstoffen, Kieselsäure, Zink und Aucubin gehört die Pflanze zu den besten Hustenmitteln.*

4.5.3 Kurzsteckbrief Spitzwegerich

botanischer Name	*Plantago lanceolata*
Pflanzenfamilie	*Wegerichgewächse (Plantaginaceae)*
arzneilich verwendeter Pflanzenteil	*Blatt (Plantaginis lanceolatae folium)*
Hauptinhaltsstoffe	*6% Schleime, 5% Gerbstoffe, Iridoidglykoside u.a. 2% Aucubin (in frischem Zustand antibiotisch wirksam), Kieselsäure, Flavonoide, Vitamin C, Mineralstoffe (u.a. Kalium und Zink)*
Heilwirkung	*innerlich: reizmildernd, entzündungs- und hustenhemmend, gewebefestigend, antibakteriell, zusammenziehend* *äußerlich: reizmildernd, zusammenziehend, antibakteriell, antiphlogistisch, wundheilungsfördernd, eventuell immunstimulierend*
Nebenwirkungen	*nicht bekannt*
Kontraindikationen	*nicht bekannt*
Indikationsgebiete	*innerlich: Katarrhe der Luftwege, Entzündungen des Mund- und Rachenraums, Bronchitis, (Reiz)Husten (speziell bei Kindern) und Asthma* *äußerlich: Hautverletzungen, Insektenstiche, juckende Hautallergien, leichte Verbrennungen, Schleimhautdefekte, Sonnenbrand, Urtikaria, zur ersten Wundversorgung (frische Spitzwegerichblätter)*
Darreichungsformen	*Frischblattauflage, Frischpflanzenpresssaft, Pastillen, Sirup, Tee, Tinktur*

4.6 Produktiver Husten

4.6.1 Kurzsteckbrief Efeu

botanischer Name	*Hedera helix*
Pflanzenfamilie	*Araliengewächse (Araliaceae)*
arzneilich verwendeter Pflanzenteil	*Blatt (Hederae helicis folium)*
Hauptinhaltsstoffe	*2,5–6% Triterpensaponine, Flavonoide, Spurenelemente*
Heilwirkung	*auswurffördernd, krampflösend, antiobstruktiv, schleimhautreizend, sekretolytisch, sekretomotorisch, entzündungshemmend, schmerzstillend, leicht beruhigend*
Nebenwirkungen	*nicht bekannt* *In Einzelfällen können bei höherer Dosierung lokale Schleimhautreizungen, Benommenheit, Tachykardie, Kopfschmerzen, Übelkeit, Erbrechen, seltener Diarrhöe auftreten.*
Kontraindikationen	*nicht bekannt*
Indikationsgebiete	*Katarrhe der oberen Luftwege, Krampfhusten, chronisch-entzündliche Bronchialerkrankungen, Asthma, Keuchhusten und bei schlecht löslichem, trockenem Reizhusten*
Darreichungsformen	*Fertigpräparate*

4.6.2 Kurzsteckbrief Thymian

botanischer Name	*Thymus vulgaris*
Pflanzenfamilie	*Lippenblütler (Lamiaceae)*
arzneilich verwendeter Pflanzenteil	*Kraut/Blatt (Thymi herba/-folium)*
Hauptinhaltsstoffe	*1,2% ätherisches Öl, Lamiaceengerbstoffe, Flavonoide, Saponine, Kaffee- und Rosmarinsäure*
Heilwirkung	*auswurffördernd, bronchospasmolytisch, sekretlösend, entzündungshemmend, antibakteriell, antiviral, antimykotisch*
Nebenwirkungen	*nicht bekannt*
Kontraindikationen	*nicht bekannt*
Indikationsgebiete	*Katarrhe der oberen Luftwege, Erkältungskrankheiten, krampfhafte Bronchitis, Keuchhusten, Asthma; Völlegefühl und Blähungen; Entzündungen im Mundbereich (Spülungen); adjuvant bei rheumatischen Beschwerden (Bad)*
Darreichungsformen	*Tee, Drogenpulver, Flüssig- oder Trockenextrakt, Bad, Spülung*

4.6.3 Wirkungen Ätherisch-Öl-Drogen

Ätherisch-Öl-Drogen werden aufgrund ihrer Lipophilie schnell von Haut und Schleimhaut resorbiert. Sie gelangen über den Blutweg in tiefere Bronchialabschnitte, fördern die Durchblutung, wirken keimwidrig und regen die schleimbildenden Zellen der Bronchialschleimhaut zur verstärkten Sekretion an; zudem fördern sie den Abtransport des Bronchialschleims durch eine Anregung der Zilienaktivität. Ätherisch-Öl-Drogen sind auch zur äußerlichen Anwendung geeignet und können als Tee, Bad, Dampfinhalation, Einreibung oder über die Aromalampe ihre keimwidrige und sekretolytische Heilkraft entfalten.

4.6.4

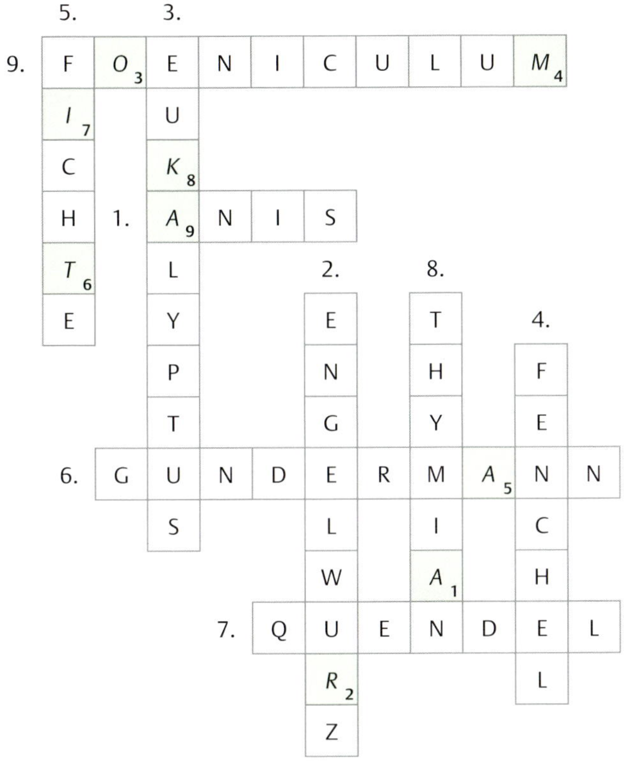

A 1	*R* 2	*O* 3	*M* 4	*A* 5	*T* 6	*I* 7	*K* 8	*A* 9

4.7 Krampfartiger Husten

4.7.1 Bei spastischer Bronchitis, Keuchhusten, Krupphusten und begleitend auch bei Asthma werden in der Phytotherapie *Bronchospasmolytika* eingesetzt.

4.7.2 Kieselsäurehaltige Pflanzen zur Lungenstärkung

Kieselsäure ist sehr *schwer* löslich, weshalb man bei Teedrogen vom Gehalt der „dekoktlöslichen“ Kieselsäure spricht, also von dem Anteil, der überhaupt im *Dekokt* extrahierbar ist. Für die optimale Extraktion der Kieselsäure ist die richtige Zubereitung entscheidend. In der Regel wird als beste Auszugsmöglichkeit die *Abkochung* empfohlen, häufig auch ein *Mazerat* über 10–12 Stunden oder eine Kombination aus beidem: *Mazerationsdekokt* .

Zu den kieselsäurehaltigen Pflanzen gehören:
1. *Ackerschachtelhalm*
2. *Hohlzahn*
3. *Vogelknöterich*

4.8 Saponine

4.8.1 Namensgeschichte Saponine

„Saponin" leitet sich ab von lat. „sapo" = Seife. Sie wirken „wie Seife" – sie reinigen. „Seifenstoffe" galten früher als probate Reinigungsmittel. Mit saponinhaltigen Seifenkrautwurzeln, Efeublättern oder Rosskastaniensamen wurde damals Wäsche gewaschen. Heute kommt die saponinhaltige Indische Waschnuss (Sapindus trifoliatus) bei uns in Mode.

4.8.2 Saponinhaltige Heilpflanzen

Indikation	**Heilpflanzen**
chronische venöse Insuffizienz	*Mäusedorn, Rosskastanie*
Durchspülungstherapie bei Blasen-Nieren-Entzündungen	*Birke, Goldrute, Hauhechel*
Erkältungskrankheiten, Bronchitiden	*Efeu, Gänseblümchen, Königskerze, Schlüsselblume, Seifenkraut, Süßholz*
Hautkrankheiten, Psoriasis	*Sarsaparillewurzel, Stiefmütterchen*
Magengeschwüre	*Süßholzwurzel*
nachlassende Konzentrations- und Leistungsfähigkeit	*Ginseng*
Stoffwechselförderung, rheumatische Erkrankungen, Gicht	*Birke, Goldrute, Stiefmütterchen*
zur besseren Resorption anderer Inhaltsstoffe	*Feldsalat, Gänseblümchen, Hafer, Mais, Melde, Spargel, Spinat, Zuckerrübe*

4.8.3 Wirkmechanismen Saponindrogen

Saponindrogen verflüssigen den zähflüssigen Bronchialschleim und helfen, ihn abzuhusten. Die expektorierende und sekretolytische Wirkung der Saponine wird über den gastropulmonalen Reflex erklärt. Vermutlich werden Nervenendigungen des Nervus vagus in der Magenschleimhaut durch Saponine stark erregt, das führt reflektorisch zu einer vermehrten und dünnflüssigeren Schleimproduktion. Saponine unterstützen die Tätigkeit des Flimmerepithels, senken die Oberflächenspannung des Sputums und entfalten sekretolytische und -motorische Eigenschaften. Außerdem hemmen sie die Entzündung und wirken antibakteriell und antimykotisch.

4.8.4

Nebenwirkungen	Kontraindikationen
Hämolyse	*Entzündungen im Magen-Darm-Trakt*
Übelkeit, Erbrechen	*Colon irritabile*
Überreizung der Schleimhäute	*Reizmagen*

4.9 Mund- und Rachenerkrankungen

4.9.1 Wirkstoffgruppen bei Mund und Rachenerkrankungen

Art	Indikation	Pflanzen
Schleimdrogen	*trockene, wunde und gereizte Schleimhäute*	*Eibisch, Huflattich, Isländisches Moos, Ringelblume, Spitzwegerich*
Gerbstoffdrogen	*rote, heiße und nässende Schleimhäute*	*Blutwurz, Gänsefingerkraut, Odermennig, Salbei, Zistrose*
Aromatika	*keimbesiedelte Schleimhäute*	*Gewürznelken, Ingwer, Kamille, Myrrhe, Salbei, Thymian*

4.9.2 Heilpflanzenauflagen bei chronischer Sinusitis

Zubereitungsarten	Wirkung	Durchführung
Meerrettichnackenauflage	*Die Auflage bewirkt reflektorisch eine vermehrte Durchblutung der Nasennebenhöhlenschleimhäute und lässt das Sekret besser abfließen.*	*Eine pflaumengroße Menge frisch geriebenen Meerrettich in ein Taschentuch einwickeln, sodass auf einer Seite der Meerrettich nur von einer Stofflage bedeckt ist. Mit dieser Seite die Kompresse ca. 2–5 min lang auf den Nacken legen. Sobald intensives Brennen einsetzt, die Kompresse entfernen und die gerötete Haut mit einem Pflegeöl einölen. Alle 1–2 Tage die Auflage wiederholen (insgesamt maximal 15 Tage) und bei guter Verträglichkeit bis höchstens 15 min auf dem Nacken belassen.*
feucht-warme Leinsamenkompressen	*Auf die Kieferhöhlen gelegt sind die Kompressen ein guter Wärmespeicher. Sie fördern die Durchblutung der entzündeten Region und dadurch den Abfluss des Nasensekrets und mindern den typischen Druckschmerz bei Nasennebenhöhlenentzündung.*	*3 Tassen Leinsamen mit 4 Tassen Wasser zu einem dicken zähen Brei kochen. Je 1 EL Brei in einen Teefilterbeutel füllen (oder in ein Tempotaschentuch einpacken), am besten gleich mehrere solcher Auflagen zubereiten und warm halten, indem man sie zwischen 2 mit heißem Wasser gefüllte Wärmflaschen legt. Alle 10 min ein neues Päckchen auflegen. Achtung: Nachdem das letzte Päckchen entfernt ist, noch so lange nachruhen und sich keinesfalls kühler Luft oder Zugluft aussetzen, bis die Gesichtshaut wieder die normale Temperatur angenommen hat.*

5 Harnwegs- und Prostataerkrankungen

5.1 Nieren-Blasen-Erkrankungen

5.1.1 Behandlungsschema bei Harnwegsentzündung

Das wesentliche Behandlungsschema bei Harnwegsentzündung ruht auf zwei Säulen:

1. *Harnwege desinfizieren*
2. *Harnwege durchspülen*

Bei der Durchspülung mit aquaretischen Teemischungen werden *Keime* auf natürlichem Wege ausgeschwemmt. Nach Abklingen der akuten Erkrankung wird zur Rezidivprophylaxe noch einige Wochen mit *Aquaretika* nachbehandelt.

5.1.2 Harnwegsdesinfizierende Arzneidrogen

deutscher Name	lateinischer Name	desinfizierender Wirkstoff
Bärentraube	*Arctostaphylos uva-ursi*	*Arbutin*
Cranberry	*Vaccinium macrocarpon*	*Proanthocyanidine*
Eukalyptus	*Eucalyptus globulus*	*ätherische Öle*
Goldrute	*Solidago virgaurea*	*Saponine, Flavonoide*
Kapuzinerkresse	*Tropaeolum majus*	*Senföle*
Meerrettich	*Armoracia rusticana*	*Senföle*

5.1.3 Namensgeschichte Kapuzinerkresse

Als der Botaniker Linné für diese Pflanze die wissenschaftliche Bezeichnung suchte, geschah dies in schlimmen Kriegszeiten, und die Blätter dieser Pflanze erinnerten ihn an Kampfschilder. Siegeszeichen heißt auf Griechisch „tropaion"; so kam die Pflanze „Tropaeolum" zu ihrem Namen.

5.1.4 Kurzsteckbrief Echte Goldrute

botanischer Name	*Solidago virgaurea*
Pflanzenfamilie	*Asteraceae*
arzneilich verwendeter Pflanzenteil	*Kraut (Solidaginis virgaurea herba)*
Hauptinhaltsstoffe	*Flavonoidglykoside, Saponine, ätherische Öle, Phenylglykoside (Leiocarposid und Virgaureosid), Mineralstoffe*
Heilwirkung	*direkte Leistungssteigerung der Nieren, flüssigkeitsausschwemmend, entzündungshemmend, krampflösend an der glatten Muskulatur, schmerzlindernd, (nieren)steintreibend, antibakteriell und antimykotisch (Candida)*
Nebenwirkungen	*keine bekannt*
Kontraindikationen	*Ödeme infolge eingeschränkter Herz- oder Nierentätigkeit; chronische Nephritis aufgrund der fehlenden Leistungsfähigkeit der Nieren*

Anwendungsdauer	*3–6 Wochen (nach Abklingen der akuten Erkrankung zur Rezidivprophylaxe immer einige Wochen mit Aquaretika nachbehandeln)*
Indikationsgebiete	*Durchspülung, Vorbeugung bei entzündlichen Erkrankungen der ableitenden Harnwege, wiederkehrende Harnwegsinfekte, Reizblase, Blasenpflege bei Katheterträgern, Harnverhalten, Krämpfe im Urogenitalbereich, Harnsteine samt Prophylaxe, Nierengrieß; Begleittherapie bei rheumatischen Beschwerden und Candida albicans*
Darreichungsformen	*Tee, Tinktur, Präparate*

5.1.5 Eine Durchspülung mit Aquaretika ...

schwemmt Keime auf natürlichem Wege aus.	*X*
begleitet die Therapie mit Harnwegsdesinfizienzien.	*X*
wirkt allgemein durchblutungsfördernd.	
stärkt das Herz.	
führt zu einer vermehrten Harnausscheidung.	*X*
schützt die Leberzellen.	
bewirkt eine höhere Wasserausscheidung ohne Elektrolytverlust.	*X*
verbessert vermutlich die Durchblutung der Niere, steigert die glomeruläre Filtrationsrate und führt dadurch zur vermehrten Primärharnbildung.	*X*
wirkt schleimhautschützend.	
wirkt schweißtreibend.	
wirkt stimmungsaufhellend.	
bewirkt eine Verdünnung des Harns. Seine Verweildauer verkürzt sich, was eine Vermehrung der Keime und deren Anlagerung an das Schleimhautepithel in den Harnwegen verhindert.	*X*
wirkt zusammenziehend, austrocknend.	

5.1.6 Aquaretisch wirkende Teezubereitung

Aquaretisch wirkende Tees müssen 15–30 min, also länger als üblich, bei geschlossenem Deckel ziehen und ständig umgerührt werden: Das fördert den Übergang der wirksamkeitsmitbestimmenden Flavonoide in das Teewasser. So zubereitet hat z. B. Goldrutentee laut Studie eine besonders hohe Flavonoidkonzentration.

5.1.7 Indikationen Aquaretika

- *begleitend zur „Frühjahrskur“, Entgiftung*
- ~~entzündete Wunden~~
- ~~Gallensteine~~
- ~~Hämorrhoiden~~
- ~~Harnstein-Rezidiv-Prophylaxe (Urolithiasis)~~
- ~~Leberentzündung~~
- ~~Lippenherpes~~
- ~~Reisekrankheit~~
- *Reizblase*
- *rezidivierende Harnwegsinfekte*
- *vorbeugend und therapeutisch bei Haut-, Stoffwechsel- und rheumatischen Erkrankungen*

5.1.8 Aquaretika bei Harnwegsinfekten

- *Ackerschachtelhalm, Equisetum arvense*
- *Birke, Betula pendula/-pubescens*
- *Brennnessel, Urtica dioica/-urens*
- *Goldrute, Solidago virgaurea*
- *Hauhechel, Ononis spinosa*
- *Katzenbart (Indischer Nierentee), Orthosiphon aristatus*
- *Löwenzahn, Taraxacum officinale*
- *Petersilie, Petroselium crispum*
- *Quecke, Agropyron repens*
- *Wacholder, Juniperus communis*

5.1.9 Kontraindikationen Aquaretika

Bei Ödemen infolge eingeschränkter Herz- oder Nierentätigkeit sind Aquaretika kontraindiziert. Bei Neigung zu Ödembildung, Hypertonie und Niereninsuffizienz ist außerdem eine vermehrte Flüssigkeitszufuhr zu vermeiden.

5.1.10 Benigne Prostatahyperplasie

	richtig	falsch
Bei der „Harnröhre im Würgegriff" im Stadium I und II sind Phytotherapeutika die Mittel der Wahl.	*X*	
Die Phytotherapeutika sind besser verträglich, aber um einiges teurer als synthetische Prostatamittel. *Richtig: Sie sind besser verträglich und um einiges preiswerter als synthetische Prostatamittel.*		*X*
Beim Stadium III der Krankheit (totaler Harnverhalt, Stauungsnieren bis zur Niereninsuffizienz) setzt man alle Pflanzen zusammen ein. *Richtig: Beim Stadium III der Krankheit (totaler Harnverhalt, Stauungsnieren bis zur Niereninsuffizienz) kommt nur eine Operation infrage.*		*X*
Erfahrungsgemäß bessern sich durch den Einsatz von Heilpflanzen v. a. die Nykturie (nächtliches Wasserlassen) und die Harnflusszeit; zusätzlich erfolgt eine Verminderung des Restharnvolumens.	*X*	
Heilpflanzen, die die Miktionsbeschwerden verringern sind v. a.: Brennnesselwurzel, Kürbiskerne und Sägepalmenfrüchte.	*X*	
Cholagoge Heilpflanzen wie z. B. die Artischocke lindern ebenfalls Beschwerden beim Wasserlassen. *Richtig: Cholagoge Heilpflanzen wirken gallenflussfördernd.*		*X*
Auch entzündungshemmende, antiödematöse, aquaretische, beruhigende, blasenschließmuskelverstärkende, bakteriostatische Heilpflanzen kommen zum Einsatz.	*X*	
Vor Behandlungsbeginn sollte ein Prostatakarzinom ausgeschlossen werden. Regelmäßige Kontrolluntersuchungen gehören zum Therapieschema, weil miktionsbeeinflussende Arzneidrogen nur die Symptome bessern.	*X*	

5.2 Senföle

5.2.1

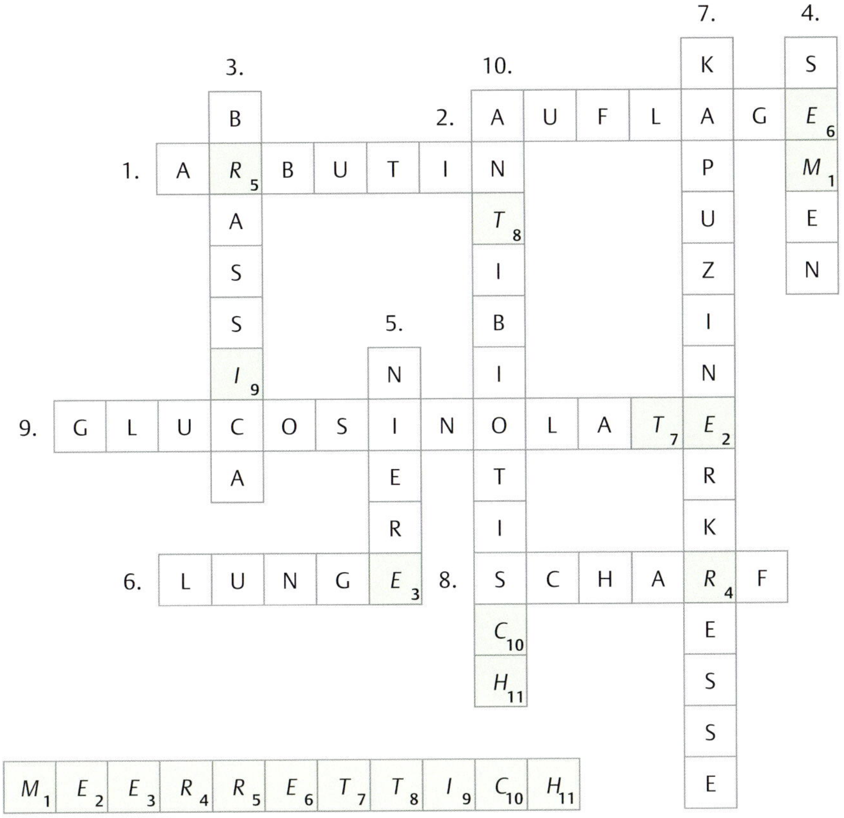

5.2.2 Pflanzen mit Senfölglykosiden

- ~~Bärentraube~~
- *Brokkoli*
- *Brunnenkresse*
- ~~Eiche~~
- ~~Gänseblümchen~~
- *Gartenkresse*
- ~~Goldrute~~
- ~~Holunder~~
- *Kapuzinerkresse*
- *Kohlrabi*
- ~~Mais~~
- *Meerrettich*
- *Radieschen*
- *Rettich*
- ~~Rose~~
- ~~Rosskastanie~~
- ~~Schlüsselblume~~
- *Schwarzer Senf*
- *Weißer Senf*
- *Weißkohl*

5.2.3 Mögliche Nebenwirkungen und Kontraindikationen von Senfmehl- und Meerrettichauflagen oder -fußbädern

Bei zu hoher Konzentration oder zu langer Anwendung (länger als 5 bis maximal 15 min äußerlich) kann es zu Haut- und Nervenschäden kommen mit unerträglich heftigen Schmerzen und irreversibler Schädigung des Gewebes bis zur Nekrose. Auf die Nasen- und Augenschleimhäute wirken schon die Dämpfe stark reizend, daher sind die Augen bei der Anwendung zu schützen.
Sie sind kontraindiziert bei Kindern unter 6 Jahren, Patienten mit Sensibilitätsstörungen bzw. Patienten im Koma.

5.3 Arbutin

5.3.1 Fotorätsel

a) *Bärentraube, Arctostaphylos urva-ursi*
b) *Birnbaum, Pyrus communis*
c) *Preiselbeere, Vaccinium vitis-idaea*   gemeinsamer Wirkstoff: *Arbutin*

6 Rheumatische Erkrankungen

6.1 Arthrose, Arthritis und Gicht

6.1.1 Einleitung naturheilkundlicher Rheumatherapien

Frühjahrs- bzw. Entgiftungskur

6.1.2 „Drei-Säulen-Therapie“ bei rheumatischen Erkrankungen

	Inhalt	Zielsetzung
1. Säule	*Entgiften – Entschlacken – Stoffwechsel anregen*	*Entlastung des Bindegewebes*
2. Säule	*innerliche Einnahme spezifischer Rheumapflanzen*	*Schmerzlinderung, Entzündungshemmung, Anregung der Knorpelbildung*
3. Säule	*äußerliche Anwendungen*	*bei Arthrose (degenerativ): Schmerzlinderung, Entzündungshemmung, lokale Stoffwechselanregung* *bei Arthritis (entzündlich): Schmerzlinderung, Entzündungshemmung, Kühlung/Beruhigung*

6.1.3 Heilpflanzen bei Arthrose

- *Brennnessel, Urtica dioica/-urens*
- *Hundsrose/Hagebutte, Rosa canina*
- *Löwenzahn, Taraxacum officinale*
- *Teufelskralle, Harpagophytum procumbens*
- *Weide, Salix spec. (Salix alba/-purpurea/-fragilis/-daphnoides)*

6.1.4 Kurzsteckbrief Brennnessel

botanischer Name	*Urtica dioica, -urens*
Pflanzenfamilie	*Nesselgewächse (Urticaceae)*
arzneilich verwendeter Pflanzenteil	*Kraut/Blatt (Urticae herba/-folium)*
Hauptinhaltsstoffe	*Bis 20 % Mineralstoffe, Acetylcholin, Phenolcarbonsäuren (Caffeoylchinasäure, Caffeoyläpfelsäure), Flavonoide, Chlorophyll*
Heilwirkung	*harntreibend, deutlich vermehrte Harnsäureausscheidung, entzündungshemmend, immunmodulierend, antiarthrotisch; Abnahme von Gelenksteifigkeit bei Langzeitanwendung*
Nebenwirkungen	*nicht bekannt*
Kontraindikationen	*Ödeme infolge eingeschränkter Herz- oder Nierentätigkeit*
Indikationsgebiete	*unterstützende Behandlung, Vorbeugung und Therapie rheumatischer Beschwerden, degenerativer, arthrotischer, neuralgischer Leiden, Lumbago, Ischialgie; Durchspülungstherapie*
Darreichungsformen	*Tee, Tinktur, Präparate, Frischpflanzenpresssaft*
Anwendungsdauer	*als Kur 3, 6 und 8 Wochen*

6.1.5 Heilpflanzen bei Arthritis

- *Bittersüßer Nachtschatten, Solanum dulcamara*
- *Brennnessel, Urtica dioica/-urens*
- *Mädesüß, Filipendula ulmaria*
- *Pakholz/Guajakholz, Guaracum officinale*
- *Weide, Salix alba*
- *Weihrauch, Boswellia serrata*

6.1.6

Name	Besonderheiten/Volksnamen	Kommission E
Afrikanische Teufelskralle	**6.** *Die holzigen Früchte weisen lang verzweigte Arme mit Widerhaken auf, die an vorbeiziehenden Tieren hängenbleiben und so die Verbreitung der Pflanzenart sicherstellen; regt den Knorpelaufbau an.*	**9.** *Appetitlosigkeit, dyspeptische Beschwerden; adjuvant bei degenerativen Erkrankungen des Bewegungsapparats*
Bittersüßer Nachtschatten	**3.** *bereits im ersten Jahrhundert n. Chr. schmerzstillendes Heilkraut, kortisonähnlich entzündungshemmend; schmeckt zuerst süßlich, dann bitter*	**8.** *adjuvant bei chronischem Ekzem*
Brennnessel	**9.** *Namensgeberin der Nesselgewächse und nachhaltig antidyskratisches Kraut mit eindeutig antiarthrotischen und entzündungshemmenden Eigenschaften; Zytokinhemmer*	**4.** *innere und äußere Anwendung: adjuvant bei rheumatischen Beschwerden; innere Anwendung: Durchspülungstherapie bei entzündlichen Erkrankungen der ableitenden Harnwege; vorbeugend und zur Behandlung bei Nierengrieß*
Giersch	**7.** *Schutzpatron der Gichtkranken*	**2.** *nicht bearbeitet*
Hagebutte	**5.** *Heckenfässchen und Juckpulver aus Kinderzeiten, lindert arthrosetypische Morgensteifigkeit*	**6.** *nicht bearbeitet*
Herbstzeitlose	**8.** *Zaubertrank der Medea und Mitosehemmer in der Phytoonkologie*	**5.** *akuter Gichtanfall; familiäres Mittelmeerfieber*
Löwenzahn	**2.** *Alle Rheumatiker sollten am Ende des Winters eine Kur mit dieser Pflanze machen.*	**3.** *Appetitlosigkeit und dyspeptische Beschwerden wie Völlegefühl und Blähungen; Störungen des Gallenflusses; Anregung der Diurese*
Weide	**4.** *Getreu der Einsicht „ubi morbus ibi remedium" (wo die Krankheit entsteht, wächst auch das passende Heilmittel dafür) wurde im Mittelalter der sumpfige nasse Standort der gesuchten Pflanze analogisiert mit Sumpf- und Wechselfieber, und sie wurde aufgrund ihrer Flexibilität für steife Gelenke und Gliedmaßen eingesetzt.*	**1.** *fieberhafte Erkrankungen, rheumatische Beschwerden, Kopfschmerzen*
Weihrauch	**1.** *der „Göttlichmacher" und zu Jesu Zeiten so teuer wie Gold*	**7.** *keine Monografie*

6.1.7 Äußerliche Anwendung bei Arthritis

Pflanze	botanischer Name	Wirkungen
Arnika	*Arnica montana*	*schmerzlindernd, entzündungshemmend*
Beinwell	*Symphytum officinale*	*schmerzlindernd, Besserung der Beweglichkeit*
Bockshornklee	*Trigonella foenum-graecum*	*entzündungshemmend, schmerzlindernd*
Johanniskraut(öl)	*Hyperium perforatum*	*schmerzlindernd, entzündungshemmend*
Pfefferminze (ätherisches Öl)	*Mentha x piperita*	*schmerzlindernd, kühlend/ beruhigend*

6.1.8

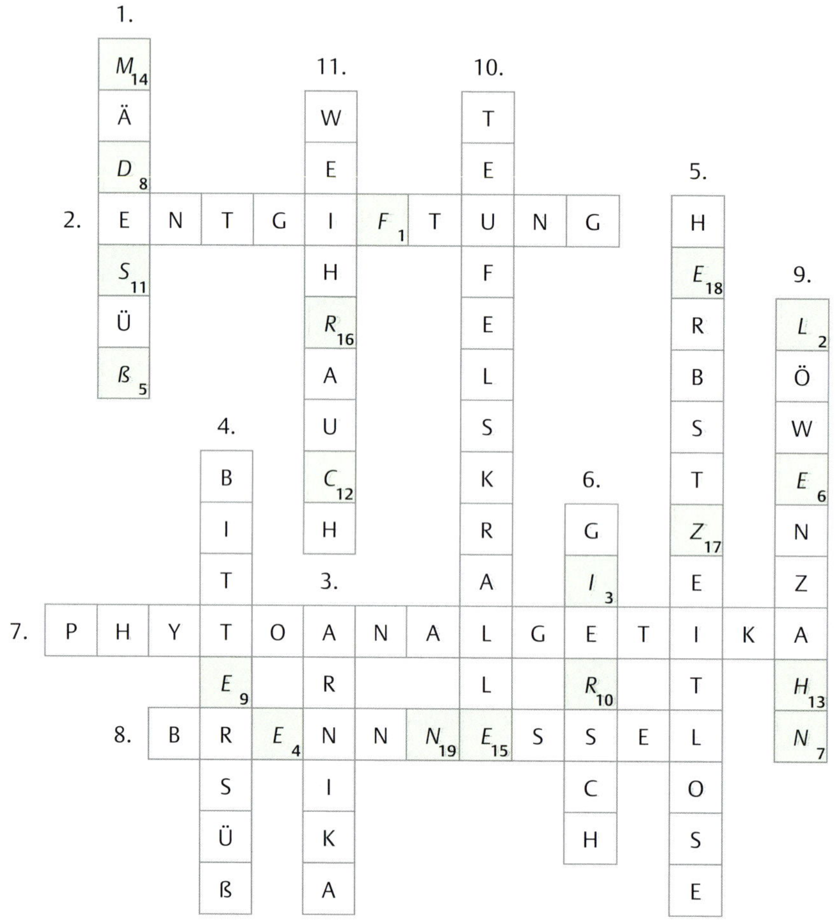

F 1	L 2	I 3	E 4	ß 5	E 6	N 7		
D 8	E 9	R 10						
S 11	C 12	H 13	M 14	E 15	R 16	Z 17	E 18	N 19

6.2 Cumarine

6.2.1 Namensgeschichte Cumarine

Der Name stammt von dem in Guayana heimischen Baum „Coumarouna“ (Dipteryx odorata), dessen getrocknete Samen Tonkabohnen genannt werden.
Im Jahr 1922 grassierte die „Blähsucht“ und viele Tiere verbluteten. Ein Bauer brachte einem Chemiker den Kadaver seines verendeten Rindes, einen Behälter mit nicht gerinnendem Blut und das „vergammelte“ Heu, das dem Tier als Futter vorgesetzt worden war. Seine Erkenntnis: Das einfache Cumarin des mit „Süßklee“ versetzten Heus verwandelt sich durch Gärung und Fäulnis zu Dicumarol und hemmt in diesem Zustand die Gerinnung. Das war der Beginn der Erforschung der Cumarine und der blutgerinnungshemmenden Eigenschaften von Dicumarolverbindungen.

6.2.2 Wirkungen cumarinhaltiger Arzneidrogen

- *als „Morphium der Naturheilkunde“ bei Krämpfen der glatten Muskulatur*
- *entzündungshemmend*
- *gefäßentkrampfend*
- *lymphabflussfördernd*
- *ödemhemmend*
- *schmerzlindernd*
- *zentralsedierend*

6.2.3 Cumarine

	richtig	falsch
Es gibt drei verschiedene Arten von Cumarinen.	X	
Cumarine sind lipophil (fettlöslich), werden gut resorbiert und gelangen in das ZNS.	X	
„Einfache“ Cumarine hemmen die Blutgerinnung. *Richtig: Dicumarol (und nur dieses!) hemmt die Gerinnung.*		X
Einfache Cumarine werden eingesetzt als Ödemprophylaxe bei chronischer venöser Insuffizienz, unterstützend bei Thrombophlebitis, zur Behandlung von Hämorrhoiden und Lymphstauungen, zur Förderung der Durchblutung, zur Krampflinderung bei Kopfschmerzen und nächtlichen Wadenkrämpfen.	X	
Furanocumarine waren Modell für Antikoagulanzien wie Marcumar, Tromexan, Coumadin u. a., die zwar schneller wirken, aber weniger lang in ihrer Wirkung anhalten. *Richtig: Furanocumarine wirken unter Einwirkung von UV-Strahlung stark phototoxisch und schädigen die Haut (Erythem- oder Bläschenbildung bis zu Nekrose).*		X
Einfache Cumarine wirken unter Einwirkung von UV-Strahlung stark phototoxisch und schädigen die Haut (Erythem- oder Bläschenbildung bis zu Nekrose). *Richtig: Einfache Cumarine wirken gefäßentkrampfend, zentralsedierend, ödemhemmend, entzündungshemmend, lymphabflussfördernd (lymphokinetisch) und zirkulationsfördernd.*		X
Einsatz cumarinhaltiger Arzneidrogen: Behandlung von stumpfen Traumen (Prellungen, Verstauchungen, Blutergüsse), Lymphstauungen, „Hexenschuss“, Myalgien, Schmerzlinderung rheumatischer Beschwerden oder bei Schmerzen an Gelenken, Muskeln, Sehnen nach Unfällen, Knochenbrüchen	X	

7 Hauterkrankungen

7.1 Wunden und Verletzungen

7.1.1 Wundversorgung

Heilpflanze	Wirkungen
Ringelblume	*antibakteriell, antiviral, entzündungshemmend, granulationsfördernd, wundreinigend*
Kamille	*antibakteriell, entzündungshemmend, granulationsfördernd, wundreinigend*
Johanniskraut	*antibakteriell, antiviral, entzündungshemmend, granulationsfördernd*
Sonnenhut	*antibakteriell, antiviral, entzündungshemmend, ganulationsfördernd, wundreinigend*
Zaubernuss	*antibakteriell, entzündungshemmend*

7.1.2 Kurzsteckbrief Ringelblume

botanischer Name	*Calendula officinalis*
Pflanzenfamilie	*Korbblütler*
arzneilich verwendeter Pflanzenteil	*Blüte (Calendulae flos)*
Hauptinhaltsstoffe	*Triterpensaponine, Flavonoide, Carotinoide, Cumarine, Schleimstoffe, ätherisches Öl*
Heilwirkung	*entzündungshemmend, wundheilungs- und granulationsfördernd, lymphabflussfördernd, antiödematös, antibakteriell, virustatisch, fungistatisch*
Nebenwirkungen	*keine bekannt*
Kontraindikationen	*keine bekannt* *Eine mögliche Korbblütlerallergie ist zu beachten (äußerst selten!).*
Indikationsgebiete	*Entzündungen von Haut und Schleimhaut, Geschwüre, Ekzeme, schlecht heilende Wunden, Dekubitus, Akne, Abszesse, Furunkel, Verbrennungen, Erfrierungen, Windeldermatitis, rissige Hände und Lippen*
Darreichungsformen	*Tee, Tinktur, Öl, Salben, Fertigpräparate zur äußerlichen Anwendung*

7.1.3 Namensgeschichte Ringelblume

Der Gattungsname Calendula ist vom lateinschen „calendae“ abgeleitet, dem ersten Tag des Monats, da die Pflanzen in mehreren „calendis“ (Monaten) blühen. Einer anderen Erklärung zufolge soll der Name ausdrücken, dass sich die Blüten mit dem Sonnenaufgang öffnen und mit Sonnenuntergang schließen und somit wie ein Kalender die Bewegung der Sonne angeben.
„Officinialis“ stammt von Offizin, einem veralteten Ausdruck für Apotheke. Pflanzen mit diesem Artnamen werden schon seit ihrer Benennung von Apothekern als Heilmittel verwendet.

7.1.4 Das fette, reine Sanddornfruchtfleischöl wirkt ausgesprochen *hautpflegend* und *-regenerierend*, entzündungshemmend, *antibakteriell* und antioxidativ. Das Hautgewebe wird *gestrafft*, Faltenbildung und Pigmentstörung vorgebeugt, die *elastischen* und *kollagenen* Fasern im Bindegewebe werden geschützt, die Abwehr- und *Schutzmechanismen* der Haut unterstützt und vor schädlichen *UV-Strahlen* geschützt. Das Öl beschleunigt den Heilungsprozess der Haut und trägt zu einer guten Abheilung ohne *Narbenbildung* bei.

7.1.5 Heilpflanzen bei stumpfen Verletzungen

- *Arnika, Arnica montana, Arnicae flos*
- *Beinwell, Symphytum officinalis, Symphyti folium/ -radix/ -herba*
- *Rosskastanie, Aesculus hippocastanum, Hippocastani semen*

7.1.6 Heilpflanzen und Pflanzenteile

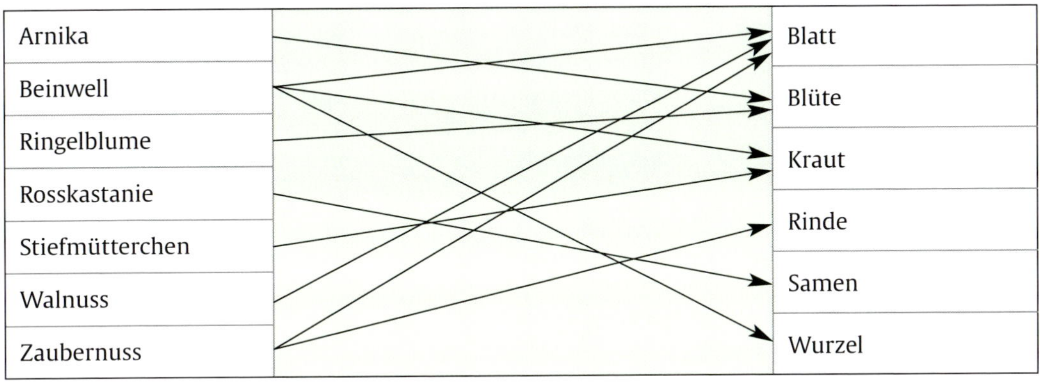

7.1.7 Jahreszeitenkreis

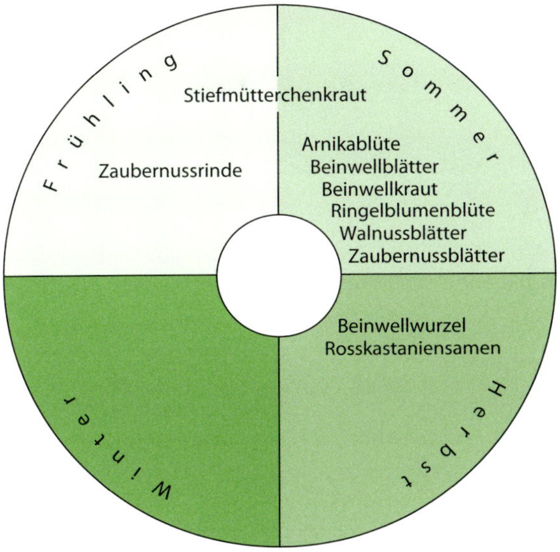
Frühling
Stiefmütterchenkraut
Zaubernussrinde
Sommer
Arnikablüte
Beinwellblätter
Beinwellkraut
Ringelblumenblüte
Walnussblätter
Zaubernussblätter
Herbst
Beinwellwurzel
Rosskastaniensamen
Winter

Abb. 7.1 Jahreszeitenkreis mit Lösung.

7.1.8 Kurzsteckbrief Arnika

botanischer Name	*Arnica montana*
Pflanzenfamilie	*Korbblütler*
arzneilich verwendeter Pflanzenteil	*Blüte (Arnicae flos)*
Hauptinhaltsstoffe	*Sesquiterpenlaktone, Flavonoide, ätherisches Öl, Phenolcarbonsäuren, Cumarine*
Heilwirkung	*entzündungshemmend, antiseptisch, antimykotisch, schmerzlindernd, antiödematös, durchblutungs- und resorptionsfördernd*
Nebenwirkungen	*bei längerer Anwendung Ekzeme; bei Anwendung auf geschädigter Haut relativ häufig ödematöse Dermatitis mit Bläschenbildung; bei unsachgemäßer und/oder zu hoch konzentrierter Anwendung auch primär toxisch bedingte Hautreaktionen mit Bläschenbildung bis zur Nekrotisierung möglich*
Kontraindikationen	*bekannte Allergie gegen Arnika und andere Korbblütler*
Indikationsgebiete	*unblutige Verletzungs- und Unfallfolgen wie Blutergüsse, Zerrungen, Quetschungen, Frakturödeme; schlecht heilende, schmierige Wunden mit schlechter Granulationsbildung, bei beginnender Lymphangitis und Phlegmone, Furunkulose, Insektenstiche, zur Schmerzlinderung bei Karpaltunnelsyndrom, Venenentzündungen, Entzündungen des Mund- und Rachenraums, rheumatische Muskel- und Gelenkschmerzen*
Darreichungsformen	*Tee, Tinktur, Öl, Salben, Fertigpräparate zur äußerlichen Anwendung*

7.1.9 Wildsammlung Arnika

Sie steht unter Naturschutz.

7.1.10 Porträt Arnika

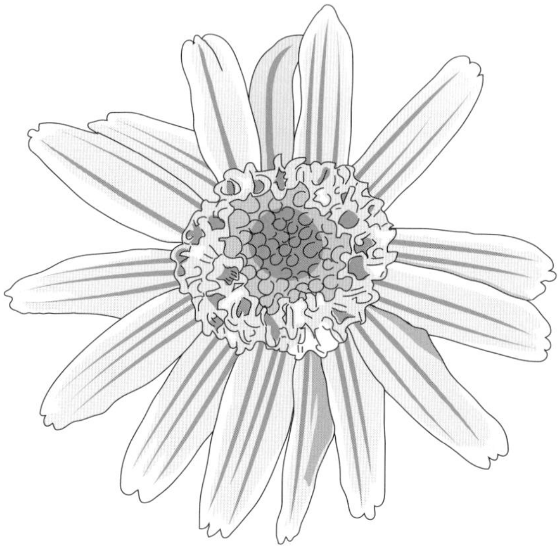

Abb. 7.2 Zeichnung Arnika.

7.1.11 Namensgeschichte Beinwell

Der vom griech. „symphein“ = „zusammenwachsen“ stammende Name weist darauf hin, dass Beinwell Knochenbrüche schneller heilen lässt.

7.2 Chronische Hauterkrankungen – Ekzeme

7.2.1 „Drei-Säulen-Therapie" bei Ekzemen

1. *Entgiften, Stoffwechsel anregen*
2. *äußerliche Anwendungen*
3. *innerliche Einnahme spezifischer Hautpflanzen*

7.2.2 Klassische Teemischungen für die ekzematöse Haut enthalten neben spezifisch wirksamen „Hautpflanzen" auch Arzneikräuter, die genauso bei *rheumatischen Beschwerden*, zur *Durchspülung der Nieren*, bei *Stoffwechselleiden*, *Fastenkuren* oder zur *„Blutreinigung"* eingesetzt werden.
Dazu gehören Heilpflanzen, die *Leber*, *Nieren* und *Darm* als wichtige Entgiftungsorgane unterstützen.

7.2.3

Wirkung	Arzneidroge
antibakteriell	*Ballonrebe, Kamille, Wassernabel, Zaubernuss, Zistrose*
entzündungshemmend	*Ballonrebe, Bittersüßer Nachtschatten, Eichenrinde, Kamille, Spitzwegerich, Stiefmütterchen, Walnussblätter, Weiße Taubnessel, Wassernabel, Zistrose*
reizmildernd	*Eichenrinde, Haferstroh, Kamille, Malve, Schwarz-/Grüntee*
juckreizlindernd	*Ballonrebe, Bittersüßer Nachtschatten, Odermennig, Pfefferminzöl, Schwarz-/Grüntee, Weiße Taubnessel, Zaubernuss, Zistrose*
antisekretorisch	*Eichenrinde, Odermennig, Schwarz-/Grüntee, Walnussblätter, Weiße Taubnessel*
stoffwechselfördernd	*Gänseblümchen, Stiefmütterchen, Bittersüßer Nachtschatten*

7.2.4 Heilpflanzen mit kortisonähnlicher Wirkung

- *Ballonrebe*
- *Bittersüßer Nachtschatten*
- *Stiefmütterchen*
- *Zaubernuss*

7.2.5 Kurzsteckbrief Stiefmütterchen

botanischer Name	*Viola tricolor*
Pflanzenfamilie	*Veilchengewächse*
arzneilich verwendeter Pflanzenteil	*Kraut (Violae tricoloris herba)*
Hauptinhaltsstoffe	*Flavonoide, Schleimstoffe, saponinähnlich wirkende Peptide, Methylsalicylglykosid, Gerbstoffe*
Heilwirkung	*entzündungshemmend, stoffwechselfördernd, schweißtreibend, schmerzlindernd, antioxidativ, kortisonähnlich*
Nebenwirkungen	*nicht bekannt*
Kontraindikationen	*nicht bekannt*
Indikationsgebiete	*chronische Ekzeme, Milchschorf, leichte seborrhoische Hauterkrankungen, Impetigo, Juckreiz, juvenile Akne, Säuglingsekzeme, Windeldermatitis*
Darreichungsformen	*Tee, Tinktur, Fertigpräparate zur äußerlichen Anwendung*

7.2.6 Heilpflanze bei nässenden Ekzemen

Eiche, Quercus robur, Quercus cortex: 20 g zerkleinerte Droge mit 1 l Wasser aufkochen, 5–10 min ziehen lassen, abgießen

7.3 Neurodermitis

7.3.1 Arzneidrogen mit γ-Linolensäure

Nachtkerzen- und Borretschsamen(öl)

7.3.2 Kurzsteckbrief Nachtkerze

botanischer Name	*Oenothera biennis*
Pflanzenfamilie	*Nachtkerzengewächse*
arzneilich verwendeter Pflanzenteil	*Samen (Öl; Oleum oenotherae semen)*
Hauptinhaltsstoffe	*fettes Öl mit mehrfach ungesättigten Fettsäuren, 60–80 % Linolsäure, 8–14 % γ-Linolensäure, Vitamin E*
Heilwirkung	*entzündungshemmend, juckreizlindernd, immunmodulierend*
Nebenwirkungen	*bei innerer Anwendung gelegentlich Übelkeit, Verdauungsstörungen, Kopfschmerzen, Hautausschläge*
Kontraindikationen	*bei innerer Anwendung: Kinder unter 1 Jahr; in der Schwangerschaft nur nach ärztlicher Rücksprache*
Indikationsgebiete	*Neurodermitis (innerlich und äußerlich); innerliche Einnahme auch bei Hypertonie und Hyperlipidämie, Arteriosklerose, PMS, Allergien u. a.*
Darreichungsformen	*Die orale Anwendung erfolgt in Form von ölgefüllten Weichgelatinekapseln; ansonsten wird das Öl äußerlich dünn auftragen. Bei der Einnahme ist auf eine ausreichende Dosierung zu achten.*
Anwendungsdauer	*Bei Neurodermitis sind erste Effekte in der Regel erst nach 8–12 Wochen zu erwarten. Sie ist für die Langzeittherapie geeignet.*

7.3.3 Therapiekonzept Neurodermitis

1. langfristig: *für mindestens drei Monate Heilpflanzen mit γ-Linolensäure innerlich einsetzen in Form von Nachtkerzen-, Borretschsamenöl*
2. akut: *äußerlich als Salbe: Bittersüßer Nachtschatten, Johanniskraut, Kamille, Zaubernuss; innerlich als Teezubereitung: Gänseblümchen, Stiefmütterchen, Walnussblätter*
3. allgemein: *Zur Hautentlastung sind Nieren- (z. B. Brennnessel, Birke, Goldrute) und Leberpflanzen (z. B. Artischocke, Mariendistel) geeignet.*

7.3.4 Äußerliche Anwendung

Symptomatik	Pflanze
akut nässend	*Ackerschachtelhalm, Eichenrinde, Kamille, Odermennig, Salbei, Schwarz-/Grüntee, Walnussblätter, Zaubernuss, Zistrose*
akut entzündlich	*Aloe, Hafer, Kamille, Odermennig, Sanddorn, Schwarz-/Grüntee, Stiefmütterchen, Ringelblume, Walnuss, Zaubernuss, Zistrose*
Juckreiz	*Ackerschachtelhalm, Aloe, Ballonrebe, Bittersüßer Nachtschatten, Borretsch, Nachtkerze, Hafer, Odermennig, Pfefferminze, Sanddorn, Schwarz-/Grüntee, Walnuss, Zaubernuss, Zistrose*
Superinfektion	*Johanniskraut, Kamille, Schwarz-/Grüntee, Zistrose*
trockene Haut	*Borretsch, Johanniskraut, Kamille, Nachtkerze, Ringelblume, Sanddorn, Zaubernuss*

7.4 Psoriasis

7.4.1 Wirkungen Mahonie

Für den therapeutischen Einsatz bei Psoriasis eignet sich die Mahonie aufgrund ihrer entzündungshemmenden, keratolytischen und antiproliferativen Wirkung.

7.4.2 Heilpflanze bei Psoriasis

Erdrauch

7.5 Akne

7.5.1 Anwendungen bei Akne

- *äußerlich: Hautreinigung mit antiseptischen Pflanzen (Eichenrinde, Kamille, Rosmarin, Salbei, Thymian, Zaubernuss) als Teezubereitung*
- *innerlich: stoffwechselwirksame Pflanzen wie Artischocke, Birke, Brennnessel, Goldrute, Löwenzahn, Mariendistel, Stiefmütterchen*

7.6 Herpes labialis

7.6.1 Heilpflanze bei Lippenherpes und ihre Hauptwirkung

Melisse, Melissa officinalis. Die Hauptwirkung bei äußerlicher Behandlung ist antiviral.

7.6.2 Heilpflanzen bei chronisch-rezidivierendem Herpes labialis

- *abwehrstärkende Pflanzen: Echinacea, Wasserdost*
- *entgiftende Pflanzen: Brennnessel, Goldrute, Löwenzahn, Mariendistel u. a.*

7.7 Verbrennungen

7.7.1 Heilpflanzen bei Verbrennungen

- *Aloe*
- *Eiche*
- *Johanniskraut(öl)*
- *Kamille*
- *Sanddorn*

7.7.2 Therapie mit Phytotherapeutika

Verbrennung 1. Grades	X
Verbrennung 2. Grades	X
Verbrennung 3. Grades	

7.8 Haut- und Fußpilze

7.8.1 Lokale Anwendungen bei Fußpilz

- *Waschung, Auflage oder Teilbad mit Blutwurz, Eichen- oder Zaubernussrinde, Kamille, Salbei oder Zistrose*
- *Pinselung mit Blutwurztinktur*
- *Fußbäder mit ätherischen Ölen (5%ig): Koriander-, Kümmel-, Lavendel-, Nelken-, Teebaum-, Thymian- oder Zimtöl*
- *Salben aus Kamille, Rosmarin, Schöllkraut oder mit ätherischen Ölen (s. o.)*
- *unverdünntes ätherisches Teebaum- oder Lavendelöl*

7.8.2 Heilpflanzen mit antimykotischer Wirkung

Blutwurz	X
Knoblauch	X
Königskerze	
Leinsamen	
Malve	
Passionsblume	
Ringelblume	X
Thymian	X

7.9 Warzen

7.9.1 Heilpflanze zur Behandlung von Warzen

Schöllkraut, Chelidonium majus

7.9.2

Zur Immunstimulation bei wiederkehrendem Befall mit vulgären Warzen unterstützen Präparate aus *Sonnenhut* und *Taigawurzel* die körpereigene Abwehr, *Mariendistel* die Leberfunktion.

7.10 Übermäßiges Schwitzen

7.10.1 Heilpflanze bei übermäßigem Schwitzen

Salbei, Salvia officinalis

7.10.2 Salbeiwaschung

Zubereitung: 2 EL Droge mit 500 ml heißem Wasser übergießen, 10 min zugedeckt ziehen lassen, abgießen und zu lauwarmen oder kalten Waschungen verwenden.

7.11 Schleimstoffe

7.11.1 Schleimstoffe

- *Ballaststoffe mit Füll- und Quellstoffen*
- *Inulin*
- *Pektine*
- *Pflanzengummen*
- *Pflanzenpolysaccharide mit immunstimulierender Wirkung*
- *Schleime*

7.11.2 Eigenschaften von Schleimstoffen

- Schleimstoffe besitzen die Fähigkeit, viel *Wasser* aufzunehmen, wodurch sie aufquellen.
- Sie können schleimig-visköse Lösungen bilden, die an der *Oberfläche* haften bleiben und einen *abdeckenden*, *einhüllenden* Charakter haben.
- Im aufgequollenen Zustand können sie gelöste Substanzen *absorbieren*. Das erklärt die *entgiftende* Wirkung von Schleimstoffen und *Pektinen* an den Schleimhäuten des *Verdauungskanals*.

7.11.3 Pflanzenphysiologie Schleimstoffe

Schleimstoffe dienen als Reservespeicher oder binden Wasser; das ist v. a. für keimende Samen wesentlich. Der Pflanzensaft und die Umgebung der Samen werden mithilfe von Schleimstoffen länger feucht gehalten, und die Verdunstung wird verzögert, was dem Keimling optimale Bedingungen liefert.

Außerdem verhindert der Schleimmantel um die Samen, dass sie von fressenden Tieren verdaut werden. Auch innerhalb des Samens finden sich Schleimstoffe, die der werdenden Pflanze helfen, für sie wichtige Stoffe an sich zu binden.

7.11.4 Wirkungen Schleimstoffe

antidiarrhoisch	*X*
appetitanregend	
austrocknend	
darmperistaltikanregend	*X*
entgiftend	*X*
entzündungshemmend	*X*
erweichend	*X*
herzstärkend	
krampflösend	
resorptionsverzögernd	*X*
schleimhautschützend	*X*
schweißtreibend	
stimmungsaufhellend	
ulkusprotektiv	*X*

7.11.5 Teezubereitung Schleimstoffdrogen

Schleimstoffdrogen werden als Mazerat zubereitet. Aufgrund der Gefahr der Verkeimung sollte der Tee stets frisch zubereitet und unmittelbar getrunken werden.

7.11.6 Heilpflanzen mit Schleimstoffdrogen

zu a) Malvengewächse

- *Eibisch*
- *Malve*

zu b) Wegerichgewächse

- *Breitwegerich*
- *Flohsamen*
- *Spitzwegerich*

8 Herz,- Kreislauf- und Gefäßerkrankungen

8.1 Funktionelle Herzbeschwerden

8.1.1 Einsatz von Phytokardiaka

1. Phytokardiaka werden bei *funktionellen* Herzbeschwerden eingesetzt.
2. Im Frühstadium von Herz-Kreislauf-Erkrankungen sowie bei altersbedingten degenerativen Veränderungen am Herzmuskel und an den Koranarien werden Phytokardiaka zur *Prävention* eingesetzt.
3. Bei psychovegetativ bedingten *Rhythmusstörungen* und zur *Beruhigung* werden Phytokardiaka eingesetzt.
4. Bei leichten Formen (NYHA Stadium I-II) der *Herzinsuffizienz* werden Phytokardiaka mit großem Erfolg eingesetzt, bei schwereren Formen (Stadien III-IV) zumindest *begleitend* mit großem Erfolg.
5. Außerdem sind sie beim sog. *Altersherz* indiziert.

8.2 Herzinsuffizienz

8.2.1

1. In der Phytotherapie wird *nicht die akute, sondern nur die chronische Herzinsuffizienz im Stadium I–II (und eventuell III) behandelt, und die Therapie sollte so früh wie möglich beginnen.*
2. Bei der Behandlung mit Digitaloiden *ist schon nach wenigen Tagen eine Besserung spürbar, bei der Behandlung mit Weißdorn kann es einige Wochen dauern.*
3. Ein Grundsatz der Herzinsuffizienztherapie ist, *hoch dosiert zu beginnen und langsam (mit zunehmender Kompensation) zu reduzieren.*
4. Bei einer schon begonnenen Therapie mit Digitalis dürfen Digitaloide nicht zusätzlich eingesetzt werden, weil es dadurch zu einer Überdigitalisierung kommen kann.
5. *Im Gegensatz dazu kann Weißdorn zur besseren Verträglichkeit der Digitalistherapie sehr gut mit diesen kombiniert werden, weil die pharmakologischen Wirkstoffe verschieden sind.*
6. Sollten die Beschwerden nach 6-wöchiger Behandlung nicht besser geworden sein oder bestehen Beinödeme, ärztliche Rücksprache halten.

8.2.2 Historische Bedeutung Weißdorn

Die Hecke sollte alles Böse von Haus und Hof fernhalten. Weißdorn ist eine Schutzpflanze schlechthin.

8.2.3 Kurzsteckbrief Weißdorn

botanischer Name	*Crataegus monogyna/-laevigata*
Pflanzenfamilie	*Rosengewächse*
arzneilich verwendeter Pflanzenteil	*Blatt mit Blüte/Frucht (Crataegi folium cum flos/-fructus)*
Hauptinhaltsstoffe	*Flavonoide, Procyanidine, biogene Amine*
Heilwirkung	*herzstärkend, blutdruckregulierend, durchblutungsfördernd, herzrhythmusregulierend, beruhigend*
Nebenwirkungen	*nicht bekannt*
Kontraindikationen	*nicht bekannt*
Indikationsgebiete	*funktionelle Herzbeschwerden, koronare Herzkrankheit, leichte Formen der Herzinsuffizienz (NYHA I–II, teilweise bis III), Herzrhythmusstörungen, Angina pectoris, Altersherz*
Darreichungsformen	*Tee, Tinktur, Fertigarzneimittel*
Anwendungsdauer	*Weißdorn ist zur Dauereinnahme geeignet und sollte mindestens 6 Wochen eingenommen werden.*

8.2.4 Porträt Weißdorn

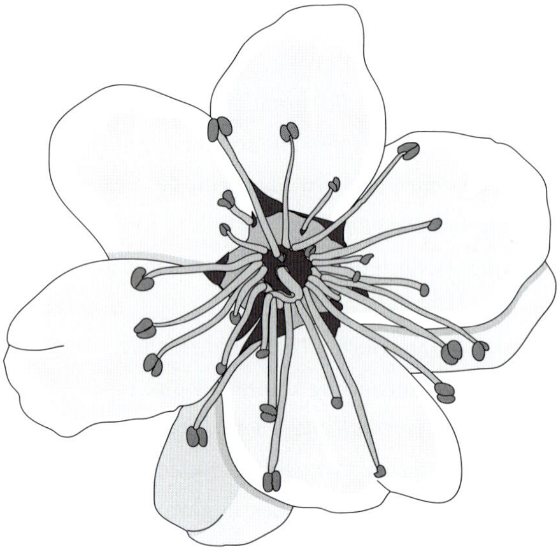

Abb. 8.1 Zeichnung Weißdornblüte.

8.2.5 Herzglykosiddrogen 1. Ordnung

- ~~Adonisröschen~~
- ~~Maiglöckchen~~
- ~~Meerzwiebel~~
- *Roter Fingerhut*
- *Wolliger Fingerhut*

Adonisröschen, Maiglöckchen und Meerzwiebel gehören zu den Herzglykosiddrogen 2. Ordnung.

8.3 Herzrhythmusstörungen

8.3.1 Heilpflanzen beim Roemheld-Syndrom

- *zusätzlich zu den rhythmusstabilisierenden Heilpflanzen Besenginster, Herzgespann oder Weißdorn*
- *verdauungsfördernde Bittermittel (z. B. Enzian, Wermut) und*
- *blähungswidrige Karminativa (z. B. Anis, Fenchel, Kümmel)*

8.4 Blutdruckerkrankungen

8.4.1 Lauchgewächse mit knoblauchähnlicher Wirkung

- *Bärlauch, Allium ursinum*
- *Zwiebel, Allium cepa*

8.4.2 Kurzsteckbrief Knoblauch

botanischer Name	*Allium sativum*
Pflanzenfamilie	*Lauchgewächse*
arzneilich verwendeter Pflanzenteil	*Zwiebel (Allii cepae bulbus)*
Hauptinhaltsstoffe	*Alliin bzw. Allicin, Lauchöl, Schleimstoffe, Steroide, Vitamine, Cholin, Adenosin*
Heilwirkung	*mild blutdrucksenkend, vasodilatativ, lipidsenkend, thrombozytenaggregationshemmend, gerinnungshemmend, fibrinolytisch, Verbesserung der Vigilanz, antibakteriell, antimykotisch, antiviral*
Nebenwirkungen	*selten Magen-Darm-Beschwerden, allergische Reaktionen*
Kontraindikationen	*nicht bekannt; Wirkungsverstärkung von Gerinnungshemmern möglich (Verlängerung der der Blutungs- und Gerinnungszeit)*
Indikationsgebiete	*leichtere Formen essenzieller Hypertonie, auch adjuvant bei Hypertonie, Hyperlipidämie, Arteriosklerose zur Vorbeugung altersbedingter Gefäßerkrankungen*
Darreichungsformen	*frische oder getrocknete Droge, Fertigarzneimittel*

8.4.3 Heilpflanzen bei stressbedingtem Bluthochdruck

1. *Weißdorn, Crataegus monogyna/-laevigata*
2. und 3. *Baldrian, Valeriana officinalis; Herzgespann, Leonurus cardiaca; Lavendel, Lavandula officinalis; Melisse, Melissa officinalis; Passionsblume, Passiflora incarnata*

8.4.4 Verschreibungspflichtige Heilpflanze und ihre Darreichungsform

Schlangenwurz, Rauwolfia serpentina, wird als homöopathisches Arzneimittel in niedriger Potenz (ab D 2) verabreicht.

8.4.5 Kurzsteckbrief Rosmarin

botanischer Name	*Rosmarinus officinalis*
Pflanzenfamilie	*Lippenblütler*
arzneilich verwendeter Pflanzenteil	*Blatt (Rosmarinus folium)*
Hauptinhaltsstoffe	*ätherisches Öl, Gerbstoffe, Bitterstoffe*
Heilwirkung	*innerliche Anwendung: Steigerung des Koronardurchflusses, stimulierend, positiv inotrop, verdauungsfördernd* *äußerliche Anwendung: hautreizend, durchblutungsfördernd, wärmend*
Nebenwirkungen	*Bei normaler Dosierung sind keine Nebenwirkungen zu befürchten. Abends angewendet kann es zu Einschlafstörungen kommen.*
Kontraindikationen	*nicht bekannt*
Indikationsgebiete	*innerliche Anwendung: Hypotonie, koronare Herzkrankheit, Rekonvaleszenz, chronische Schwächezustände, Verdauungsbeschwerden* *äußerliche Anwendung: zur Anregung des Kreislaufs und bei chronischen Durchblutungsstörungen, rheumatische Erkrankungen*
Darreichungsformen	*Tee, Arzneiwein, Tinktur, Spiritus, Pflanzenpresssaft, ätherisches Öl*

8.4.6 Kontraindikationen ätherisches Rosmarinöl

In der Schwangerschaft sollten keine Zubereitungen mit ätherischem Rosmarinöl eingenommen werden, da Bestandteile des ätherischen Öles toxische Wirkungen haben können.

8.5 Arterielle Gefäßkrankheiten

8.5.1 Heilpflanze bei arteriellen Durchblutungsstörungen

Ginkgo biloba

8.5.2 Lipidsenkende Heilpflanzen

Artischocke	*X*
Blutwurz	
Flohsamen	*X*
Frauenmantel	
Gelbwurz	*X*
Goldrute	
Herzgespann	
Holunder	
Knoblauch	*X*
Weißdorn	

8.5.3 Kurzsteckbrief Artischocke

botanischer Name	*Cynara cardunculus*
Pflanzenfamilie	*Korbblütler*
arzneilich verwendeter Pflanzenteil	*Blatt (Cynarae folium)*
Hauptinhaltsstoffe	*Caffeoylchinasäurederivate, Bitterstoffe, Flavonoide*
Heilwirkung	*lipidsenkend (hemmt die Cholesterinbiosynthese), gallenfussfördernd, leberregenerierend und -schützend, antioxidativ*
Nebenwirkungen	*nicht bekannt*
Kontraindikationen	*bekannte Allergien gegen Artischocken und andere Korbblütler, Verschluss der Gallenwege; bei Gallensteinleiden nur nach Absprache mit einem Arzt*
Indikationsgebiete	*Hypercholesterinämie, Funktionsstörungen von Leber und Galle, Leberprotektion, Dyspepsie, Verdauungsstörungen, Völlegefühl*
Darreichungsformen	*Tee, Pflanzenpresssaft, Präparate*

8.5.4 Kurzsteckbrief Ginkgo

botanischer Name	*Ginkgo biloba*
Pflanzenfamilie	*Ginkgogewächse*
arzneilich verwendeter Pflanzenteil	*Blatt (Ginkgo bilobae folium)*
Hauptinhaltsstoffe	*Terpenlaktone, Flavonglykoside, Proanthocyanidine, Bilobalid, Ginkgolsäuren*
Heilwirkung	*Verbesserung der Fließeigenschaft des Blutes (thrombozytenaggregationshemmend), Förderung der Mikrozirkulation, Regulation des Gefäßtonus von Arteriolen und Venolen, Stabilisierung der Kapillarpermeabilität, antioxidativ, neuroprotektiv*
Nebenwirkungen	*sehr selten leichte Magen-Darm-Beschwerden, Kopfschmerzen, allergische Hautreaktionen*
Kontraindikationen	*Überempfindlichkeit gegenüber Ginkgo-biloba-Zubereitungen*
Indikationsgebiete	*Hirnleistungsstörungen, periphere arterielle Verschlusskrankheit, Schwindel, Tinnitus, zur Verbesserung der peripheren Durchblutung bei funktionellen Herzbeschwerden*
Darreichungsformen	*standardisierte Fertigarzneimittel*

8.5.5 Porträt Ginkgo

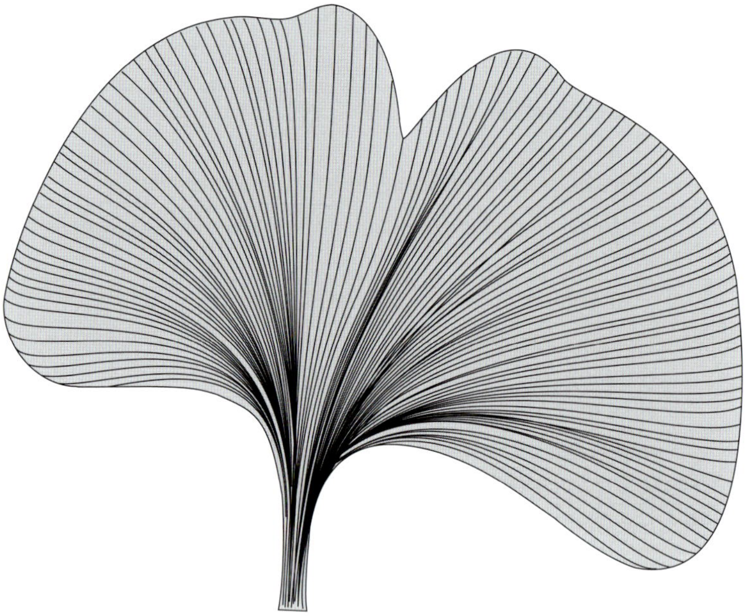

Abb. 8.2
Zeichnung Ginkgoblatt.

8.5.6 Heilpflanzen und Pflanzenteile

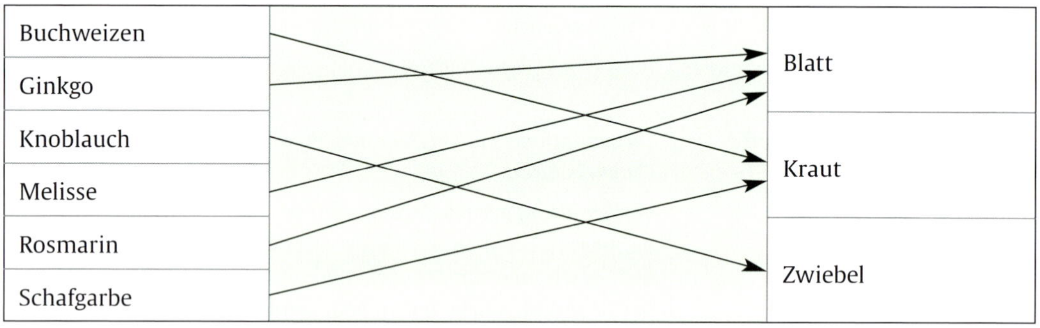

8.6 Venöse Gefäßerkrankungen

8.6.1 Rutinhaltige Heilpflanzen

- *Buchweizen*
- *Rotes Weinlaub*

8.6.2 Kurzsteckbrief Rosskastanie

botanischer Name	*Aesculus hippocastanum*
Pflanzenfamilie	*Seifenbaumgewächse*
arzneilich verwendeter Pflanzenteil	*Samen (Hippocastani semen)*
Hauptinhaltsstoffe	*Aescin (Triterpensaponingemisch), Cumarine, Flavonoide*
Heilwirkung	*venentonisierend, antödematös, kapillarresistenzsteigernd, entzündungshemmend*
Nebenwirkungen	*bei innerer Anwendung in seltenen Fällen Juckreiz, Übelkeit, Magenbeschwerden.*
Kontraindikationen	*nicht bekannt*
Indikationsgebiete	*chronisch venöse Insuffizienz, postthrombotisches Syndrom, Thrombophlebitis, Ulcus cruris, posttraumatische und postoperative Weichteilschwellungen*
Darreichungsformen	*innerliche Anwendung: standardisierte Fertigarzneimittel* *äußerlich: Salben, Cremes, Gele mit standardisiertem Aescingehalt*

8.6.3

Flavonoide	Saponine	Cumarine
Buchweizen	*Mäusedorn*	*Rosskastanie*
Rotes Weinlaub	*Rosskastanie*	*Steinklee*
Rosskastanie	*Steinklee*	
Steinklee		

8.6.4 Cumarine bei Venenerkrankungen

Cumarine wirken lymphabflussfördernd und ödemhemmend.

9 Erkrankungen des Nervensystems und der Psyche

9.1 Schlafstörungen, nervöse Unruhe

9.1.1 Pflanzliche Sedativa ...

erhalten den physiologischen Schlafrhythmus.	X
beeinträchtigen aber die Leistungsfähigkeit.	
wirken in erster Linie schlafanstoßend und erhöhen die Schlafbereitschaft, ohne die Schlafphasen negativ zu beeinflussen.	X
haben bei Überdosierung einen narkotischen Effekt.	
führen nicht zu Abhängigkeiten oder Gewöhnung.	X
besitzen hypnotische, schlafinduzierende Wirkungen.	
sind nicht immer gut verträglich.	
haben keine unerwünschten Nebenwirkungen.	X
bewirken keinen „Hang-over-Effekt".	X

9.1.2 Kurzsteckbrief Baldrian

botanischer Name	*Valeriana officinalis*
Pflanzenfamilie	*Baldriangewächse (Valerianaceae)*
arzneilich verwendeter Pflanzenteil	*Wurzel (Valerianae radix)*
Hauptinhaltsstoffe	*ätherisches Öl, (beruhigende) Valerensäuren, 0,5–2% instabile Valepotriate, Alkaloidspuren*
Heilwirkung	*Einnahme am Abend: Förderung der Schlafbereitschaft, Verkürzung der Einschlafzeit, Verbesserung der Schlafqualität mit vermindertem nächtlichem Aufwachen und verbesserter Tagesbefindlichkeit* *Einnahme am Tag: beruhigend und entkrampfend, psychisch ausgleichend und antriebssteigernd mit Steigerung des Konzentrations- und Leistungsvermögens und besserer Bewältigung von Stresssymptomen; Außerdem wurde eine schnelle Dämpfung von Abstinenzerscheinungen bei Alkohol- und Opiatentzug beobachtet.*
Nebenwirkungen	*bei Unter- und Überdosierung (nur bei Präparaten möglich, nicht bei Tee), v. a. bei älteren Patienten, selten paradoxe Reaktionen: Unruhe, Schlaflosigkeit* *Es sind weder Abhängigkeit noch Entzugserscheinungen zu befürchten.*
Kontraindikationen	*nicht bekannt*
Indikationsgebiete	*nervöse Erregungs- und Unruhezustände und nervös bedingte (Ein-) Schlafstörungen, nervöse Herz- und Magenbeschwerden; Lampenfieber und Prüfungsangst, Angst- und Spannungszustände, nervöse Erschöpfungszustände, Reizblase und Bettnässen; Lernschwierigkeiten bei Kindern mit Nervosität, Angst- und Spannungszuständen und Wetterfühligkeitssymptomen*
Darreichungsformen	*Tee, Tinktur, Extrakt, Presssaft, Wein, Fertigpräparate, Droge für Vollbad*

9.1.3

Name	Besonderheiten/Volksnamen	Kommission E
Baldrian	**5.** *„Stinkwurz" zur Abwehr von Bösem*	**2.** *Unruhezustände, nervös bedingte Einschlafstörungen*
Dill	**7.** *ermöglichte früher als „meeting seed" den ruhigen Ablauf von Veranstaltungen*	**6.** *dyspeptische Beschwerden*
Hopfen	**3.** *Mönche entdeckten ihn erstmals für die Bierbrauerei.*	**4.** *Unruhe- und Angstzustände, Schlafstörungen*
Kamille	**8.** *gut bei Schlaflosigkeit der Kinder während der Zahnungsperiode, in Teemischungen und Schlafkissen*	**1.** *äußere Anwendung: Haut- und Schleimhautentzündungen u. a. innere Anwendung: gastrointestinale Spasmen, entzündliche Erkrankungen des Gastrointestinaltrakts*
Kalifornischer Mohn	**6.** *Nationalblume des Staates Kalifornien und „Schlafmützchen"*	**9.** *Negativmonografie aufgrund nicht ausreichend belegter Wirksamkeit, jedoch keine Risiken*
Lavendel	**9.** *vertreibt böse Geister und unreine Gedanken, stärkt das Ich und ist ein bitterer Trank gegen Leberleiden*	**5.** *innere Anwendung: Unruhezustände, Einschlafstörungen, funktionelle Oberbauchbeschwerden (nervöser Reizmagen, Roemheld-Syndrom, Meteorismus, nervöse Darmbeschwerden)*
Melisse	**4.** *kostbarer als Gold und „bei der Abendtafel genießen, denn sie macht anmutige Träume"*	**8.** *nervös bedingte Einschlafstörungen, funktionelle Magen-Darm-Beschwerden*
Passionsblume	**1.** *schön rankendes Lianengewächs mit prächtiger Blüte*	**3.** *nervöse Unruhe*
Pomeranze	**2.** *eine kugelrunde heilkräftige Arzneifrucht, von Paracelsus „Poma aurantia = Goldapfel" genannt*	**7.** *keine Monografie; Blüten in der Volksmedizin als mildes Sedativum*

9.2 Depressive Verstimmungen

9.2.1 Kurzsteckbrief Johanniskraut

botanischer Name	*Hypericum perforatum*
Pflanzenfamilie	*Johanniskrautgewächse (Hypericaceae).*
arzneilich verwendeter Pflanzenteil	*Kraut (Hyperici herba)*
Hauptinhaltsstoffe	*Hyperforin und Hypericine, Flavonoide, Gerbstoffe, wenig ätherisches Öl, Procyanidine*

Heilwirkung	*innerlich: stimmungsaufhellend, angstlösend, mild sedierend und mild leistungs- und herzkraftfördernd; Wirkung einer „Lichttherapie von innen"; auch viruzid, u. a. gegen Bornaviren (möglicher Auslöser von Depressionen durch eine Störung des Serotoninspiegels)* *äußerlich: „Breitbandantibiotikum" durch seinen Gehalt an antibiotisch wirksamem Hyperforin* *Neben psychischen Symptomen werden auch körperliche Begleitsymptome wie chronische Rückenschmerzen, Kopfschmerzen, Müdigkeit, Magen- oder Herzbeschwerden reduziert.*
Nebenwirkungen	*Eine Photosensibilisierung ist möglich, insbesondere bei hellhäutigen Personen, jedoch äußerst selten und beim Menschen nur nach experimenteller Hochdosierung beobachtet worden. Es ist empfehlenswert, intensive Sonnenbestrahlung während der Anwendungszeit zu unterlassen bzw. erhöhten Sonnenschutz einzusetzen.* *Übrigens: Bei einer Lichttherapie zur Behandlung von Depressionen kommt es zu keiner Photosensibilisierung, wie Studien ergeben haben.*
Kontraindikationen	*schwere endogene Depression; bei Wechselwirkungen (s. u.)*
Wechselwirkungen	*dosisabhängig; bei Tagesdosis weniger als 900 mg und bei traditionell niedrigeren Teedosierungen keine* *bei höherer Dosis: u. a. mit Ciclosporin (kontraindiziert!), Digoxin, Indinavir und anderen Proteaseinhibitoren, abgeschwächte Wirkung von Antikoagulanzien; anscheinend keine Auswirkungen auf orale Kontrazeptiva* *Hyperforingehalte über 40 mg/Tag sind kontraindiziert bei Herzklappenträgern, frischem Lungenödem, tiefer Venenthrombose, Thrombophilie und Herzwandaneurysmen.*
Indikationsgebiete	*innerlich: psychovegetative Störungen, leichte bis mittelschwere depressive Verstimmungszustände, Angstzustände, Winterdepression, nervöse Unruhe, Erschöpfung und Burn-out-Syndrom, Schlafstörungen in Zusammenhang mit Depressionen, Wetterfühligkeit, Wechseljahresbeschwerden, Migräne, Bettnässen und Reizblase; Tonikum und Energielieferant in der Rekonvaleszenz und bei Schwächezuständen* *äußerlich: wundheilungsfördernd u. a.*
Darreichungsformen	*Tee, Tinktur, Fluidextrakt, Frischpflanzenpresssäfte, Fertigpräparate*
Anwendungsdauer	*Johanniskrautpräparate sind 3–6 Monate lang einzunehmen und möglichst nicht im Winter abzusetzen (Lichtmangel!). Sie müssen hoch genug dosiert und ausreichend lange verabreicht werden, da ihre Wirkung erst allmählich eintritt: Sie setzt erst nach 8 Tagen ein, entfaltet sich nach 2–3 Wochen, oft aber erst nach 3–5 Wochen zufriedenstellend.*

9.2.2 Zu einer umfassenden Heilpflanzentherapie bei depressiven Verstimmungen gehören auch *Bittermittel* in die Teemischung, die tonisieren und ganz eindeutig „gute Laune" machen, z. B. *Tausendgüldenkraut*, *Wermut* („macht Mut"), *Engelwurz* („Angstwurz").

Zusätzlich können je nach Beschwerdebild kreislaufunterstützende (*Rosmarin*) oder herzunterstützende (*Weißdorn*) oder beruhigende (*Baldrian*, *Melisse*, *Lavendel*) Arzneipflanzen indiziert sein.

9.3 Ängste

9.3.1 Wirkungseintritt angstlindernder Phytopharmaka

nach ca. 1 Woche

9.3.2 Angstlindernde Heilpflanzen

- *Baldrian*
- *Hopfen*
- *Johanniskraut*
- *Lavendel*
- *Melisse*
- *Passionsblume*

9.3.3 Indikationen angstlindernder Phytopharmaka

- *leichte bis mittelschwere Ängste*
- *Ängste im Rahmen der Wechseljahre*

9.4 Erschöpfung

9.4.1 Ginseng

Wirkung	*Ginseng ist das wichtigste Adaptogen, d. h., er erhöht in unspezifischer Weise die Belastbarkeit gegenüber Stresssituationen und die Abwehrkraft des Organismus gegenüber Umwelteinflüssen, mindert die Anfälligkeit für Krankheiten und unterstützt die Genesung. Daneben steigert er die Leistungsfähigkeit und Konzentration und verbessert den Allgemeinzustand und altersbedingte Depressionen.*
Indikation	*Konzentrationsschwäche, Überforderungs- und Erschöpfungssyndrom, Prophylaxe und Therapie des „Burn-out-Syndroms", Phytogeriatrikum*
Anwendungsdauer	*nicht länger als 3 Monate; erneute Anwendung nach 2–3 Monaten möglich*

9.4.2 Adaptogene

- *Ginsengwurzel*
- *Mateblätter*
- *Rosenwurzwurzel*
- *schwarze und grüne Teeblätter*
- *Taigawurzel*

9.4.3

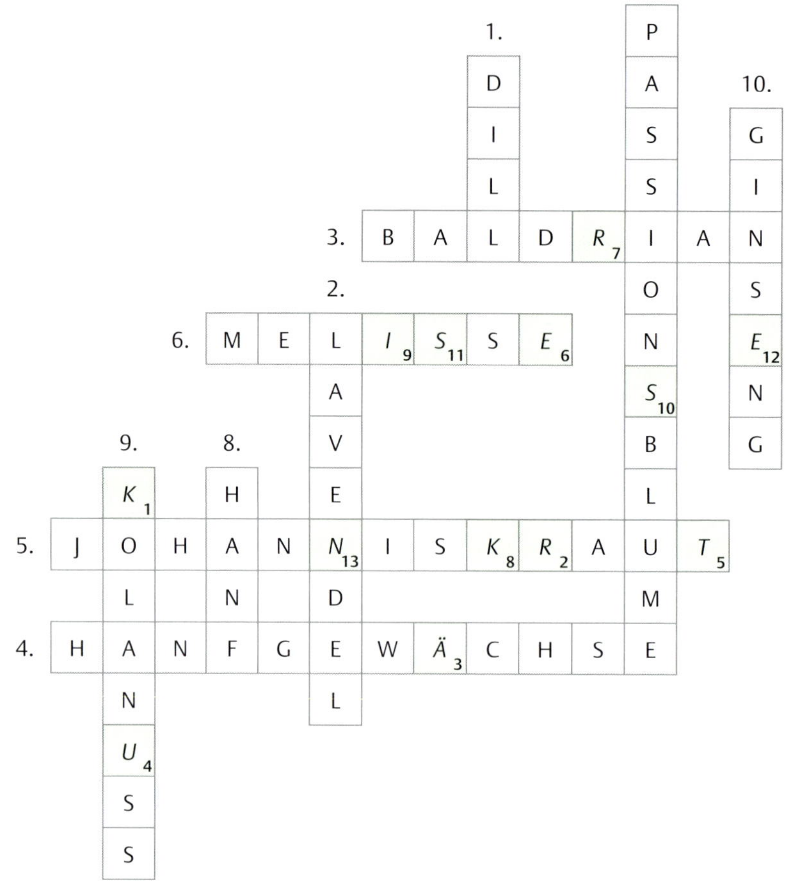

K 1	R 2	Ä 3	U 4	T 5	E 6	R 7	K 8	I 9	S 10	S 11	E 12	N 13

9.5 Schmerzen, Kopfschmerzen

9.5.1

Name	lateinischer Name	Geschichte/Mythologie/ Volksnamen	Wirkung
Fenchel	**3.** *Foeniculum vulgare*	**4.** *gut bei Kopfschmerzen mit oder aufgrund von Verdauungsstörungen*	**1.** *blähungswidrig, verdauungsfördernd*
Guarana	**5.** *Paullinia cupana*	**5.** *„Brasilianischer Kakao" aus dem tropischen Regenwald*	**3.** *lindert Kopfschmerzen (auch für Migräneanfällige geeignet, die keinen Kaffee vertragen)*
Mädesüß	**2.** *Filipendula ulmaria*	**3.** *Damit wurde der Met gesüßt; kann wie Weidenrinde bei chronischen Kopfschmerzen zur leichten Schmerzlinderung eingesetzt werden.*	**2.** *leichtes Mittel bei chronischen Kopfschmerzen*

Name	lateinischer Name	Geschichte/Mythologie/ Volksnamen	Wirkung
Mariendistel	**7.** *Silybum marianum*	**6.** *Distel mit den Zeichen der Muttermilch der Jungfrau Maria*	**4.** *leberentlastend*
Mutterkraut	**8.** *Tanacetum parthenium*	**7.** *der große, breitkrempige „Hut" für griechische Hirten*	**7.** *serotoninantagonistisch, entzündungshemmend, lindert auch die Häufigkeit und Schwere der Migräneanfälle und deren Begleiterscheinungen (Schwindel, Übelkeit, Erbrechen)*
Pfefferminze	**4.** *Mentha x piperita*	**1.** *Schon Plinius empfahl das Auflegen der Blätter auf die Schläfen gegen Kopfschmerzen.*	**8.** *schmerzlindernd (Erregung der Kälterezeptoren der Haut)*
Pestwurz	**6.** *Petasites hybridus*	**8.** *1772 schrieb der Engländer John Hill: „Beim schlimmsten Kopfschmerz übersteigt dieses Kraut alles was man sonst kennt."*	**5.** *intensiv krampflösend (vergleichbar mit dem Papaverin des Schlafmohns!), schmerzlindernd und entzündungshemmend*
Schafgarbe	**1.** *Achillea millefolium*	**2.** *Augenbrauen der Venus, Bauchwehkraut und Blutstillkraut*	**6.** *gallenflussfördernd, beruhigend und entkrampfend*

9.6 Salicylate (Salicin)

9.6.1 Salicindrogen

- *Mädesüß, Filipendula ulmaria (Spiraeae herba/-flos)*
- *Esche, Fraxinus excelsior (Fraxini cortex)*
- *Stiefmütterchen, Viola tricolor (Violae tricoloris herba)*
- *Weide, Salix alba/-purpurea/-fragilis/-daphnoides (Salicis cortex)*
- *Zitter-/Schwarzpappel, Populus tremula/-nigra (Populi cortex/-folium/-gemma)*

9.6.2 Wirkungen Salicylate

appetitanregend	
auswurffördernd	
antirheumatisch	*X*
äußerlich Hornschicht aufweichend	*X*
besser verträglich als die nach ihrem Vorbild synthetisch hergestellte Acetylsalicylsäure	*X*
Die Gerinnungsfähigkeit des Blutes wird genauso verändert wie durch Acetylsalicylsäure.	
entzündungshemmend	*X*

fiebersenkend	X
lokalanästhesierend	
schmerzlindernd	X
schweißhemmend	

9.6.3 Pharmakologie Salicin

Das Glykosid Salicin liegt in der Pflanze als „Prodrug“ vor und wird erst im menschlichen Körper zu seiner wirksamen Form, der Salicylsäure, umgewandelt: Enzyme spalten im Darm den Zucker vom Glykosid ab, worauf der entstandene Salicylalkohol rasch über die Blutbahn resorbiert und in der Leber zur wirksamen Salicylsäure metabolisiert wird. Bis zum Eintritt der Wirksamkeit dauert es ca. 2–3 Stunden, deshalb sind pflanzliche Salicinpräparate keine Sofortmittel. Dafür hält die Wirkung ca. 12 Stunden an, und wenn morgens und abends eine Medikation verabreicht wird, erhält man einen schmerzlindernden, sog. „Rund-um-die-Uhr-Effekt“.

9.7 Alkaloide

9.7.1 Alkaloidpflanzen

zu a) toxische Alkaloidpflanzen

- *Alraune, Mandragora officinarum (Mandragorae herba/-radix)*
- *Bilsenkraut, Hyoscyamus niger (Hyoscami folium/-semen)*
- *Bittersüßer Nachtschatten, Solanum dulcamara (Dulcamarae stipes)*
- *Blauer Eisenhut, Aconitum napellus (Aconiti tuber)*
- *Schlafmohn, Papaver somniferum (Papaveris immaturi fructus)*
- *Stechapfel, Datura stramonium (Stramonii folium/-semen)*
- *Tollkirsche, Atropa belladonna (Belladonnae folium/-radix)*
- *Virginischer Tabak, Nicotiana tabacum (Nicotinae folium)*

zu b) essbare Alkaloidpflanzen

- *Bohne, Phaseolus vulgaris (Phaseoli pericarpium)*
- *Cayennepfeffer/Paprika, Capsicum frutescens (Capsici fructus acer)*
- *Kartoffel, Solanum tuberosum (Amylum solani)*
- *Tomate, Lycopersicum esculentum*

zu c) Alkaloidpflanzen mit Pyrrolizidinalkaloiden

- *Beinwell, Symphytum officinale (Symphyti radix)*
- *Borretsch, Borago officinalis (Boraginis herba/-oleum)*
- *Greiskraut (Fuchskreuzkraut), Senecio nemorensis (Senecionis fuchsii herba)*
- *Huflattich, Tussilago farfara (Farfarae folium/-flos)*
- *Pestwurz, Petasites hybridus (Petasitidis rhizoma)*

10 Ausleitung und Regeneration

10.1 Frühjahrskur – Entgiftungskur

10.1.1 Frühjahrskur mit Teemischungen

Zum einen ist dies der Wirkstoffgehalt der jeweiligen Heilpflanzen, zum anderen die Flüssigkeitszufuhr, die hilft, „Stoffwechselschlacken“ auszuscheiden.

10.1.2 Stoffwechseltee

Wirkstoffgruppe	Begründung
Antidyskratika (Aquaretika und Saponinpflanzen)	*zur Anregung der Ausscheidungsorgane Nieren, Darm, Haut und Leber*
Laxanzien	*zur (besseren) Ausleitung über den Darm*
Karminativa	*zur besseren Verträglichkeit*
Bitterstoffe	*für eine optimale Verdauung, zur Unterstützung der Leber; mit tonisierender Wirkung auf den gesamten Organismus (Lebenselixier!)*

10.1.3 Frühjahrskur

Zubereitungsart	Heilpflanzen
Teemischung	*Brennnessel, Birke, Fenchel, Goldrute, Löwenzahn, Pfefferminze, Schafgarbe, Stiefmütterchen*
Frischpflanzenpresssäfte	*Artischocke, Bärlauch, Brennnessel, Birke, Löwenzahn, Kartoffel, Rettich, Schafgarbe*
Wildkräutergerichte	*Bärlauch, Birke, Brennnessel, Brunnenkresse, Gänseblümchen, Giersch, Löwenzahn, Schlüsselblume, Spitzwegerich, Vogelmiere*

10.1.4 Äußerliche Anwendung beim Fasten

Schafgarbenleberwickel

10.2 Darmmykose und Darmsanierung

10.2.1 Bei Darmmykose bewährt sich die Drei-Phasen-Therapie:

1. Sie beginnt mit der Umstellung der Ernährung auf *eine kohlenhydratarme Anti-Pilz-Kost* .
2. Parallel dazu soll eine *3-wöchige antimykotische Therapie* folgen und
3. darauf aufbauend *3–6 Wochen* lang eine *Darmsanierung* .

Die Reihenfolge dieser drei Phasen nicht verändern, sie bauen aufeinander auf.
Während der gesamten Kurdauer *Bitterstoffgaben bzw. -präparate* zur „Milieusanierung“ einnehmen.

10.2.2 Heilpflanzen zur Stabilisierung der Darmflora

- *Bärlauch*
- *Fenchel*
- *Flohsamen*
- *Galgant*
- *Gelbwurz*
- *Haronga*
- *Ingwer*
- *Knoblauch*
- *Meerrettich*
- *Rettich*
- *Zistrose*

10.3 Schwermetall- und Amalgamausleitung

10.3.1 Bei der Amalgamausleitung ist folgende Reihenfolge zu beachten:

1. Bevor die eigentliche Schwermetallausleitung beginnt, sollten die *Ausscheidungsorgane* *aktiviert* werden.
2. Unmittelbar nach dem Entfernen von Amalgamfüllungen mit *gerbstoffreichen* Tees gurgeln. Am besten eine Thermosflasche mit *„Gerbstofftee“* in die zahnärztliche Praxis mitnehmen und anstelle von Wasser mit diesem Tee den Mund spülen, und die ersten *1–2 Tassen* noch vor dem Verlassen der Praxis vor Ort trinken. Die folgenden *2–3 Tage* 3× tägl. 1 Tasse *„Gerbstofftee“* trinken, damit die verschluckten Partikel baldmöglichst im *Verdauungstrakt gebunden* und mit dem Stuhl ausgeschieden werden. *Gerbstoffe* werden nicht resorbiert und können aus diesem Grund auch lediglich die im *Verdauungskanal* befindlichen Metallionen *binden*. Die im Körper befindlichen Schwermetalle lösen sich durch *gerbstoffreiche* Tees nicht. Um sie aus ihren Depots zu lösen, werden
3. *Schwefelverbindungen* eingesetzt.

10.3.2

Name	Familie	Besonderheiten/ Volksnamen	verwendeter Pflanzenteil	Wirkung
Blutwurz	**5.** *Rosengewächse (Rosaceae)*	**2.** *Gerbstoffdroge Nr. 1*	**6.** *Wurzelstock*	**5.** *durchfallhemmend*
Brennnessel	**1.** *Brennnesselgewächse (Urticaceae)*	**8.** *Stofflieferant*	**5.** *Kraut/Blatt*	**6.** *harntreibend*
Goldrute	**3.** *Korbblütler (Asteraceae)*	**6.** *Nierenmittel Nr. 1*	**4.** *Kraut*	**9.** *stimuliert die Quecksilberausscheidung*
Gundermann	**4.** *Lippenblütler (Lamiaceae)*	**4.** *Herr des Eiters*	**4.** *Kraut*	**7.** *Spezifikum bei Bleibelastung*
Kaffeekohle	**6.** *Rötegewächse (Rubiaceae)*	**3.** *Heißgetränk*	**2.** *Carbo*	**2.** *adsorbierend*
Koriander	**2.** *Doldengewächse (Apiaceae)*	**1.** *chinesische Petersilie*	**3.** *frisches Blatt*	**4.** *bindet Schwermetalle*
Walnuss	**7.** *Walnussgewächse (Juglandaceae)*	**5.** *Jupiters Eichel – göttliche Frucht*	**1.** *Blatt*	**8.** *Spezifikum bei Pestizidbelastung*
Wegwarte	**3.** *Korbblütlergewächse (Asteraceae)*	**9.** *verzauberte Prinzessin*	**7.** *Wurzel*	**3.** *appetitanregend*
Zistrose	**8.** *Zistrosengewächse (Cistaceae)*	**7.** *polyphenolreichste Pflanze Europas*	**1.** *Blatt*	**1.** *Abwehr von Grippeviren*

10.3.3 Ausleitung nach Dr. Klinghardt

- Bärlauch (Allium ursinum)
- Koriander (Coriandrum sativum)
- Süßwasseralgen (Chlorella pyrenoidosa/-vulgaris)

11 Heilpflanzen in der Frauenheilkunde

11.1 Menstruationsbeschwerden

11.1.1 Kurzsteckbrief Frauenmantel

botanischer Name	*Alchemilla vulgaris*
Pflanzenfamilie	*Rosengewächse (Rosaceae)*
arzneilich verwendeter Pflanzenteil	*Kraut (Alchemillae herba)*
Hauptinhaltsstoffe	*Gerbstoffe, Bitterstoffe, Flavonoide*
Heilwirkung	*entzündungshemmend, leicht krampflindernd, zusammenziehend, antioxidativ*
Nebenwirkungen	*nicht bekannt*
Kontraindikationen	*nicht bekannt*
Indikationsgebiete	*innerlich: Menstruationsstörungen, zur Geburtsbegleitung, Wechseljahrsbeschwerden, leichte Magen-Darm-Katarrhe und unspezifische Durchfallerkrankungen.* *äußerlich: Wundbehandlung, Brustentzündung, Scheidenspülung, Gurgeln bei Mundschleimhautentzündung*
Darreichungsformen	*Tee, Tinktur*
Anwendungsdauer	*vor Schmerzbeginn einsetzen: je 1 Woche vor Menstruationsbeginn, 2 Wochen lang*

11.1.2

Heilpflanze	Dysmenorrhöe	Hypermenorrhöe	Hypomenorrhöe	Zyklusstörungen	PMS	Wechseljahre
Frauenmantel	X	(X)*	X	X	X	X
Gänsefingerkraut	X					
Hirtentäschel		X				
Hopfen						X
Kamille	X					
Leinsamen					X	X
Mönchspfeffer/ Keuschlamm			X	X	X	X
Mutterkraut	X					
Nachtkerze					X	
Rotklee						X
Schafgarbe	X	X	X	X		
Traubensilberkerze	X				X	X
Emmenagoga (Rosmarin, Basilikum, Ingwer u. a.)			X			

* *zur Abrundung*

11.1.3

Heilpflanze	östrogenähnliche Wirkung	progesteronähnliche Wirkung
Frauenmantel		*X*
Himbeerblätter	*X*	
Hopfen	*X*	
Mönchspfeffer		*X*
Salbei	*X*	
Schafgarbe		*X*
Schwarze Johannisbeerblätter	*X*	
Yams		*X*

11.1.4 Kurzsteckbrief Mönchspfeffer

botanischer Name	*Vitex agnus castus*
Pflanzenfamilie	*Eisenkrautgewächse (Verbenaceae)*
arzneilich verwendeter Pflanzenteil	*Frucht (Agni casti fructus)*
Hauptinhaltsstoffe	*ätherische Öle, Iridoidglykoside, Flavonoide, Bitterstoffe, fettes Öl*
Heilwirkung	*Regulation von Zyklusstörungen aufgrund Gelbkörperschwäche und hormoneller Dysbalance, PMS, Wechseljahrsbeschwerden; adjuvant bei Unfruchtbarkeit infolge Gelbkörperinsuffizienz*
Nebenwirkungen	*gelegentlich juckende Ekzeme*
Kontraindikationen	*Hypophysentumor, Mammakarzinom, Schwangerschaft, Stillzeit*
Indikationsgebiete	*Regeltempoanomalien infolge Gelbkörperinsuffizienz, Mastodynie, Menstruations- und klimakterische Beschwerden, Hauptindikation: PMS; unerfüllter Kinderwunsch infolge Gelbkörperinsuffizienz*
Darreichungsformen	*nur als standardisierte Fertigarzneipräparate*
Anwendungsdauer	*Die Behandlung sollte mindestens 3 Monatszyklen erfolgen und ist zur Langzeittherapie geeignet.*

11.2 Klimakterische Beschwerden

11.2.1 Die größte Bedeutung bei klimakterischen Beschwerden haben Extrakte aus dem *Cimicifugawurzelstock* : In mehreren klinischen Studien wurde eine herausragende Besserung von Hitzewallungen, Schweißausbrüchen, Schlafstörungen, Stimmungslabilität, Trockenheit der Scheide sowie Muskel- und Gelenkschmerzen nachgewiesen. Zusätzlich schützt Cimifuga vor *Osteoporose* . Die therapeutische Wirksamkeit eines standardisierten Fertigarzneimittels ist vergleichbar mit einer *Östrogensubstitution* . Erste spürbare Wirkungen sind nach ca. *2 Wochen* zu erwarten. Nach 4–6-monatiger Einnahme eine mindestens 2-monatige Pause einlegen. Cimicifuga zeigt bis auf gelegentliche Magenbeschwerden *keine* Nebenwirkungen.

11.2.2 Teemischung für Wechseljahresbeschwerden mit Hitzewallungen

- *Hopfenzapfen*
- *Melisse*
- *Rotklee/Frauenmantel*
- *Salbeiblätter*
- *Weißdorn*

11.2.3

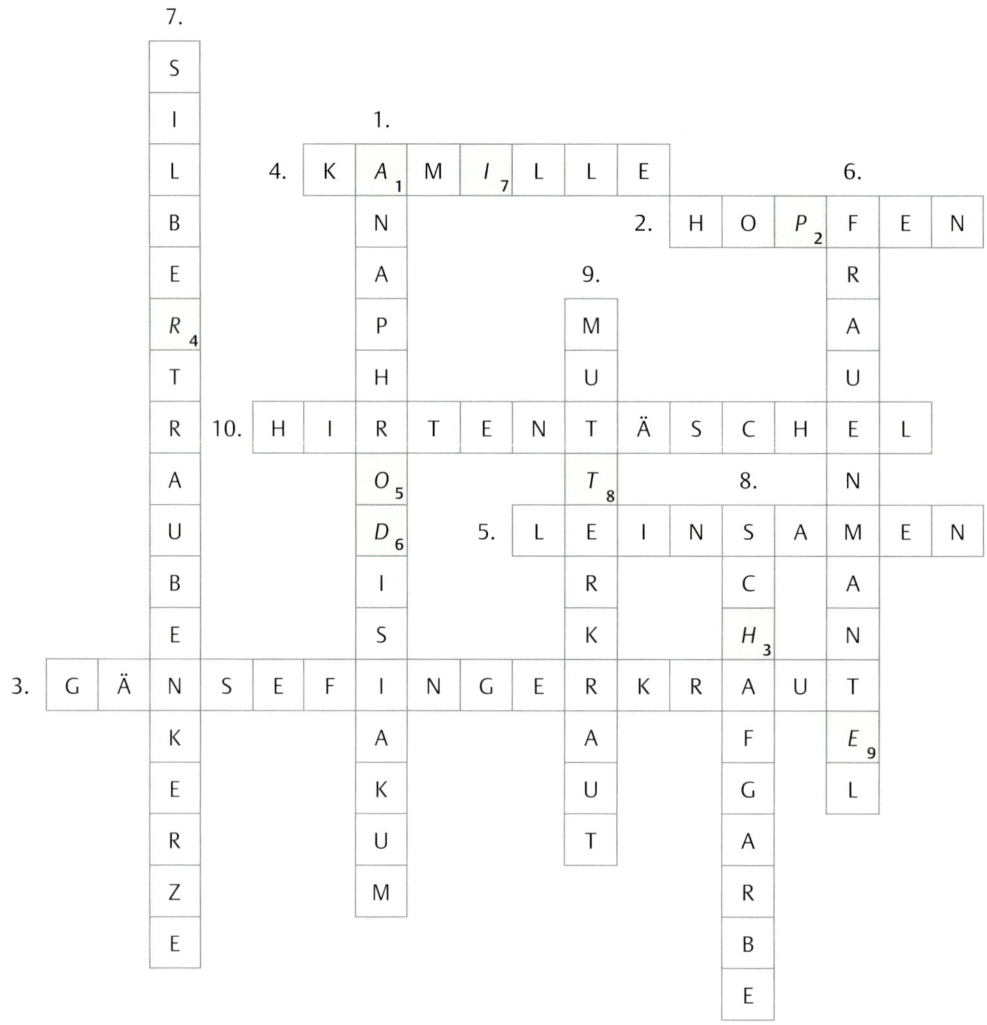

A_1	P_2	H_3	R_4	O_5	D_6	I_7	T_8	E_9

11.2.4 Wichtigste Pflanze gegen Hitzewallungen

Wichtigste Pflanze gegen Hitzewallungen ist der Salbei, der auch äußerlich als Waschung angewendet werden kann.

11.2.5 Trinktemperatur Tee

Tee lauwarm trinken!

Anhang

12 Heilpflanzenverzeichnis Deutsch – Latein

A

B

C

D

E

F

G

H

I

J

K

L

M

N

O

P

Q

R

S

T

U

V

W

Y

Z

13 Heilpflanzenverzeichnis Latein – Deutsch

A

B

C

H

I

J

L

M

N

O

P

Q

R

S

T

U

V

X

Z

Gesamtpaket Heilpflanzenwissen

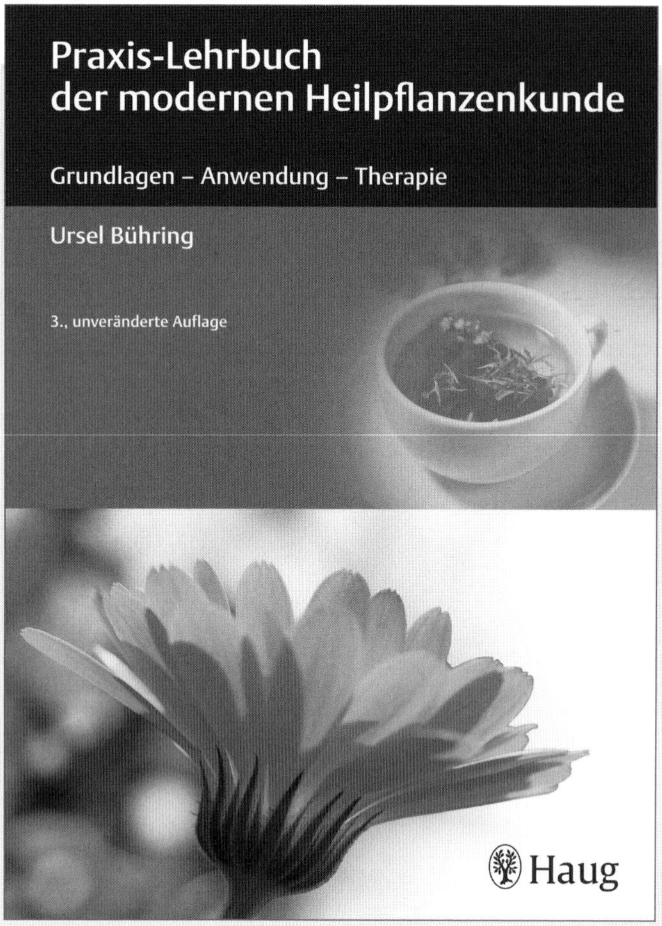

Der unentbehrliche Begleiter für Ausbildung und Therapie! Mit diesem Praxis-Lehrbuch erlernen Sie die Grundlagen der Therapie mit Heilpflanzen. Auch die Wirkstoffgruppen werden leicht verständlich und praxisnah vermittelt.

> großer Praxisteil mit bewährten Therapiekonzepte für viele Indikationen

> ergänzende Pflanzensteckbriefe mit Informationen zu Botanik, Inhaltsstoffen und Anwendungen

> plus interessante Zusatzkapitel: z.B. Wildkräuterküche und Räuchern

Profitieren Sie von der langjährigen Erfahrung der Autorin und lernen Sie mehr über die Essenz aus traditionellem Wissen über Heilpflanzen und moderner Phytotherapie.

U. Bühring
Praxis-Lehrbuch der modernen Heilpflanzenkunde
Grundlagen – Anwendung – Therapie
3., unveränderte Auflage 2011
716 S., 127 Abb., 22 Tab., geb.
ISBN 978-3-8304-7368-8
69,95 € [D]

Tel. (0711) 8931-900 — kundenservice@thieme.de
Fax (0711) 8931-901 — www.haug-verlag.de
MVS Medizinverlage Stuttgart GmbH & Co. KG
Oswald-Hesse-Straße 50, 70469 Stuttgart

Haug